外来精神医療，いま何が求められているのか

説明と同意に基づく納得診療の実際

著
江畑敬介

星　和　書　店

Seiwa Shoten Publishers

2-5 Kamitakaido 1-Chome
Suginamiku Tokyo 168-0074, Japan

A Strategy for Outpatient Treatment based on Informed Consent

by

Keisuke Ebata, M.D.

まえがき

M・フーコーによれば、十八世紀に隔離収容された人々の観察から精神医学が誕生した。それらの隔離収容された患者に対する入院治療から始まり、一九六〇年代には薬物療法の開発と人権思想の高まりによって世界各地で地域精神医療の時代へと発展してきた。

わが国においても、平成十七年に障害者自立支援法が成立して以降、精神障害者に対する地域生活支援施設、就労支援活動などが拡充し始め、それに加えて精神科診療所の数が増加し、さらに訪問看護やＡＣＴなどのアウトリーチ活動も始まり、地域精神医療の時代への萌芽が現れるようになった。しかし、わが国の精神科入院病床はまだ世界的に見て格段に多い問題は解決していない。しかし、統合失調症患者だけを見ると、在院患者は年々減少し、在院日数も減少し、地域での支援施設や活動は年々拡充している。すなわち、楽観的に見れば、現代は入院精神医療の時代から地域精神医療の時代への移行期にあるのではないかと考えられる。この地域精神医療の時代への変化の中で精神科通院患者数は年々増加している。それは一般の人々の精神疾患に対する認識が高まり、偏見も少なくなり、受診することへの抵抗感も少なくなったためではないかと思われる。精神科通院患者数は平成十四年には医療計画の対象疾患である悪性新生物、糖尿病、脳血管疾患、虚血性心疾患のそれぞれの通院患者数を超えて、その後も増加し平成二十年には二九〇万人に達している。平成二十五年には、ついに精神疾患は医療計画の対象疾患に加えられるに至った。このように外来精神医療は、わが国の医療全般の中で重要な役割を担うようになった。

我々が地域精神医療の時代を迎えるにあたって、外来精神医療は如何にあるべきかが問われている。それは、一人ひとりの患者に病気の性質、治療方針、療養指針などをできるだけわかりやすく説明し、それらについて納得を得た上で治療を進めることであると思われる。これは本来当然のことであるが、入院精神医療の時代には医師のパターナリズムが前面に出がちであったように思われる。この説明と同意に基づいて治療を行うことは、必然的に治療は医師と患者の共同作業となる。それと共に、地域精神医療の時代には、家族や職場の人々、地域の福祉サービスとの連携が緊密に行われなければならない。外来精神医療は、それらの人々を含めた共同作業ということになる。

本書では、最近この問題に関していろいろの所に発表してきた諸論文を土台として、さらに第十章「薬物療法における医師‐患者関係」と第十三章「治療を拒否する患者への対応」を追加執筆した。

今後、我々は外来精神医療の発展と向上に努めなければならない。本書が地域精神医療の時代の外来精神医療のあり方として、何がしかの示唆となれば幸いである。

平成二十七年五月二十二日

江畑敬介

目次

第1章 地域精神保健・医療の歴史と現状

一．一人の精神障害者が始めた精神衛生運動(2)

一八七六年、米国の東海岸にあるコネチカット州に生まれたC・ビーアズ（Clifford Whittington Beers）は、その少年時代には極めて心配性ではにかみ屋であった。また公正を求める気持ちが強く、周りの人々の心配事や悩み事を自分のことのように感じていたという。彼の性格はこのように敏感性で内省的であったと共に社交的で活動的な面もあった。高校生時代には、学生社交クラブから出版されていた月間雑誌の事業部長となり、またテニスに熱中して全校チャンピオンにもなった。高校卒業後、エール大学へ進学した。そこに在籍中に彼の兄がてんかん発作を発病したが、彼は兄のてんかん発作がいつか大勢の人々の前で起こるのではないかとひたすら恐れていた。つまり当時の人々のてんかんに対する偏見に彼もまたおののいていた。さらに、彼自身もいずれはてんかんになるに違いないと信じ、いつか起こるかもしれない発作に恐れおののくようになった。その強迫観念は大学卒業後も続いていたが、彼は実業家になることを夢見てニューヨークに出て生命保険会社に勤めた。それから一年八カ月経た頃に、激しい抑うつ状態に陥り、絶望に打ち砕かれてコネチカット州の実家に戻った。やがて彼は生きることが無意味に思われて死を考えるようになった。ついに彼は四階の部屋から飛び降りたが、彼によれば「神の加護によって」死を免れた。それから彼の精神科病院での入院体験が始まった。その後彼は、被害妄想を伴った抑うつ状態や誇大妄想を伴った躁状態などのために、前後四回で通算三年間に及ぶ入院生活を送った。その間、彼は当時の劣悪な環境の精神科病院の中で職員からの暴言や暴行などによる残虐で悲惨な入院生活を体験した。彼は三十二歳の時、入院していた病院の中で実業家になることよりもむしろ苦しめられている精神障害者の苦難を救うという人間愛に生きることを決意した。その決意を実現することを目的として、彼の精神疾患の経過と入院体験を詳細に記述した。それを一九〇八年に"A Mind That Found Itself"（『わが魂にあうまで』(2)）として公刊した。その著書は当時より、一身上の秘密を公開して精神衛生運動の必要性を説いた彼の勇気と情熱ばかりではなく、その語りかけてくるような美しい文体によって古典の一つとなることを約束されたのであった。その後再版を繰り返し現在に至っている。さらに世界各国語に翻訳されて、精神衛生運動に携わる者の歴史的原著となっている。彼の著書の版権は彼自身には属さずアメリカ精神衛生財団（The American Foundation for Mental Hygiene）に属すものとし、その印税収入はすべて精神衛生運動に使われるものとした。また彼はその運動を始めるにあたって、当時のアメリカ心理学会の重鎮であったハーバード大学のウィリアム・ジェームズ教授及びアメリカ精神医学の創始者とされているジョンズ・ホプキンズ大学のアドルフ・マイヤー教授に同書と共に手紙を送り、彼の運動への協力を要請した。二人の教授は全面的な支援を約束し、彼の運動に協力してくれる人への紹介状も書いた。"mental hygiene"（精神衛生）という言葉もアドルフ・マイヤー教授によって作られたものであり、mental の公衆衛生（hygiene）を意味するものであるという。ちなみに公衆衛生とは、臨床医学が個人を対象とするのに対して、地域社会を対象として健康増進、疾病予防、治療、社会復帰を図る活動である。したがって、"mental hygiene"（精神衛生）という言葉は、C・ビーアズが目指していた活動を的確に表現していた。

一九〇八年、彼はその著書を刊行して間もなく、コネチカット州精神衛生協会（The Connecticut Society for Mental Hygiene）を設立した。その発起人には、C・ビーアズ自身、患者家族として彼の父と兄、その他に教会、学校、大学、判事、弁護士、病院、精神医学、ソーシャルワーカーの各分野から合計十四名が参加した。その設立の目的として次のことを掲げている。「精神衛生の保持、神経および精神障害や欠陥を予防し、それらの障害者や欠陥に悩んでいる人々に対する介護を改善すること。以上のことについて、確実な情報を確保し配布すること。そのため、連邦政府、州、地区の機関および精神衛生協会に関与している公的ないし私的な機関と協力すること」であった。ウィリアム・ジェームズ教授およびアドルフ・マイヤー教授の推薦によってたくさんの学者たちがその会員となった。コネチカット州精神衛生協会の活動が成功を収めたので、翌一九〇九年に全国精神衛生委員会（The National Committee for Mental Hygiene）が組織された。その後、アメリカ各州に精神衛生委員会が設立され、海外の諸国にもそれぞれ精神衛生委員会が設立されるようになった。彼の当初の目的であった精神科病院の改革も少しずつその実を上げ、それまでの隔離収容だけではなく、一九二〇年代には通院診療所も設置されるようになった。C・ビーアズは、一九四三年に被害妄想を伴ったうつ病を入院治療している中で肺炎と脳血栓を併発して死亡した。時に六十七歳であった。彼は晩年に至り彼の生涯を賭けて闘った病に倒れた。しかし彼の創始した精神衛生運動は倒れることなく、その後も発展して世界に広がり、現在も続いている。

一九四六年には国民精神保健法（National Mental Health Act）が制定された。それに伴って一般の人々の精神保健への関心が高まり、それに見合う組織が必要となったので、一九五〇年には全国精神衛生委員会（The National Committee for Mental Hygiene）は全国精神保健協会（The National Mental Health Association）へと改組された。ここで“Mental Hygiene”という用語が“Mental Health”へと変わったが、そこには精神障害の予防と治療だけではなく、一般の人々の精神的健康の向上を目指す意図が含まれていた。その後、抗精神病薬の開発もあり、入院期間も短縮し始めた。精神障害者を取り巻く治療環境の整備と改善に決定的な役割を果たしたのが、一九六三年の地域精神保健センター法（The Community Mental Health Center's Act）の成立であった。全国精神保健協会はこの法律の成立に重要な役割を果たした。その法律によって、連邦政府による大規模な資金援助のもとで地域精神保健センターが全米各地に設置された。入院患者はぞくぞくと地域に帰され、地域の中での治療が重視されるようになった。一九六〇年代は地域精神医療が開花した時代であった。しかし一九七〇年代になると、それに対する批判も見られるようになった。退院した患者が地域で十分な治療と福祉を受けていないこと、退院しても入院を繰り返す「回転ドア症候群」患者が増加したことなどであった。全国精神保健協会は、それらの問題の解決にも取り組むと共に、精神障害者の権利擁護、差別禁止、雇用促進にも取り組んだ。一九九〇年には障害者総合福祉法（The American with Disabilities Act）の成立にも大きな役割を果たした。二〇〇六年には、「全国精神保健協会（The National Mental Health Association）」は、より広範な精神保健上の問題を扱う組織として、「精神保健アメリカ（Metal Health America）」

と組織名を変更した。

一方、C・ビーアズは精神衛生運動を国際的に広めるために一九三〇年にワシントンにおいて第一回国際精神衛生大会（The First International Congress for Mental Hygiene）を開催した。その大会には、五〇カ国以上から約四千人が参加した。我が国も内務省が東京帝国大学の三宅鑛一教授と植松七九郎博士を派遣した。その翌年一九三一年には、我が国にも日本精神衛生協会が発足し、機関紙「精神衛生」が発刊された。一九三五年には、精神衛生協会が三〇カ国以上に設置されるようになった。さらに一九三七年には、パリで第二回国際精神衛生大会が開催された。このような国際活動を通して、南米、極東、ヨーロッパでも精神衛生協会が次々に設立されていった。しかし、第二次世界大戦中には、それらの国際活動は停止した。第三回世界精神衛生大会は、第二次世界大戦後三年経って、一九四八年にロンドンで開催された。その大会には、五〇カ国以上から二千人余が参加し、世界精神保健連盟（The World Federation for Mental Health）が結成された。同連盟は、結成されると直ちにユネスコ（UNESCO）と世界保健機構（WHO）から正式の協力機関として認められた。世界精神保健連盟は、一九五一年以降は隔年に世界会議を世界各国で開き、それぞれの国の精神保健運動を鼓舞している。一九九三年には、我が国においてもその世界会議が千葉県幕張で開かれた。それには六十二カ国から約五千名が参加した。その会議において、二十一世紀を目指しての精神保健として次の幕張宣言がなされた。「精神保健サービスを利用している人達は社会での孤立や差別および偏見に悩まされていることが多い。精神疾患に対する偏見とスティグマをなくし、効果的で包括的な精神保健サービスを発展させるには、ユーザー自身がサービスの計画、運営、評価に参加する必要がある。これには精神保健の専門家や行政官のみならず、家族も含まれなければならない」としている。

二．人々は精神障害をどのように見てきたか

精神障害者に対する治療あるいは処遇のあり方は、それぞれの時代や社会が精神疾患をいかなるものと理解してきたかによって異なっている。人々は、異常な言動に気づくと、その性質と原因を説明しようとする。それらの異常な言動の解釈には、それぞれの時代や社会における世界観、自然観、人間観が現われる。文化精神医学者ツェン（Tseng）[5]らは、精神疾患の原因の解釈は文化圏によって異なり、その解釈は次の四つに分けられるとしている。①超自然的解釈：精神疾患の原因を霊魂、悪魔、神の怒り、祖先霊、死霊などの超自然的な力によるとするものである。②自然的解釈：風水や方位などの自然原則があるとし、その不調和が精神疾患の原因であるとするものである。③身体的解釈：自慰や性的活動の異常が精神疾患の原因であるとするものである。④心理的解釈：失恋や受験の失敗などの心理的・環境的ストレッサーが精神疾患の原因であるとするものである。

三．ヨーロッパにおける精神障害者に対する処遇の歴史

精神障害者に対する処遇の歴史は、精神疾患の原因についての人々の考え方の歴史といっても良い。アッカ

ークネヒト（Ackerknecht）[1]は、ヨーロッパにおける精神医学の歴史を次のように要約している。古代社会においては、精神疾患の原因として超自然的な解釈が行われていたので、精神障害者に対して呪術や祈祷が行われたり、悪魔祓いが行われていたと考えられている。ギリシャ・ローマ時代には、精神疾患は身体疾患とみなされ、脳についての認識は乏しかったと考えられていた。たとえばヒポクラテス体液説では、血液、粘液、黒胆汁、黄胆汁の四つの体液の均衡が良いと健康になり、その均衡が悪いと病気になると考えられていた。その時代の治療としては、体液の均衡を回復するために瀉血が盛んに行われていた。中世・ルネッサンス時代には、精神障害者は再び悪魔や悪霊に取り憑かれた者あるいは魔女や魔法使いであると考えられた。その結果、多くの精神障害者が魔女裁判によって火炙りの刑に処せられた。十七〜十八世紀の絶対主義体制の時代には、精神障害者は、浮浪者、乞食、囚人、不信心者などと同類として監獄に収容された。そこでは精神病者にも鎖が使用されていた。十八世紀末に、精神医学はようやく独立した学問となり、精神障害者に対する処遇も人間的なものとなってきた。フランスの精神医学者ピネル（Pinel）がフランス革命の最中に、鎖の使用を禁止し保護衣を使用した。また治療としては、精神療法と作業療法を使用推奨した。十九世紀後半には、精神疾患は脳の病気として治療され研究されるようになった。この時代に、クレペリン（Kraepelin）が数年で人格荒廃に陥る脳の病気として「早発痴呆」（現在の統合失調症）を提唱した。二〇世紀半ばになってようやく抗精神病薬が開発され、それに伴って入院治療ではなく地域精神医療が推進されるようになった。

以上のように、それぞれの時代における精神疾患の原因についての人々の解釈が精神障害者に対する処遇と治療法に現われている。

四．我が国における精神障害者に対する処遇の歴史

（一）加持祈祷が中心の時代

我が国においても、主として超自然的な解釈がなされる時代が長く続いた。その時代には、物の怪に憑かれるとか、狐憑きが起こったとか、怨霊に憑かれたなどと解釈されてきた。その治療ないし対処法としては加持祈祷が中心であった。明治時代に西洋医学が導入されて、脳の病気として治療の対象となった。

（二）監護と治安に重点をおいた時代

その一方、一九〇〇年（明治三十三年）に精神障害者の監護責任を明確にするための法律として「精神病者監護法」が公布された。同法では、精神病者には家族の中から監護義務者を定め、それを警察署を通じ地方長官に許可を得るように定めている。これは精神障害者に対する我が国で最初の法律であるが、保護監督責任を定めたものであり、治療について定めたものではなかった。当時、精神障害者はまったく治療を受けることができず、私宅監置として粗末な座敷牢に入れられている者が多かった。一九一八年（昭和七年）、我が国の近代精神医学の基礎を築いた呉秀三(4)は当時の精神障害者がどのような処遇を受けているかを報告した。その中で、当時の我が国の精神病者の悲惨な実情を次の言葉で表している。「我邦十何萬ノ精神病者ハ実ニ此病ヲ受ケタルノ不幸ノ外ニ、此邦ニ生マレタルノ不幸ヲ重ヌルモノト云フベシ、精神病者ノ救済・保護ハ実ニ人道問題ニ

シテ、我邦目下ノ急務ト謂ハザルベカラズ」。この報告により、精神病者に対する治療の必要性が認識され、一九一九年（大正八年）に「精神病院法」が公布された。そこでは、内務大臣は道府県に精神科病院の設置を命じることができると定められた。しかし、その後も精神科病院の設置は遅々として進まなかった。一九三一年においても、精神科病院を有する府県はわずか三府十七県であった。一九四一年（昭和十六年）に第二次世界大戦が開戦になると、精神病者への保護と治療への関心は乏しくなり精神科病院は減少した。また、戦時の食糧不足から入院中の精神病者が餓死することも多かった。

（三）入院治療に重点をおいた時代

第二次世界大戦に敗戦して五年後の一九五〇年（昭和二十五年）、再び精神障害者に対する医療と保護への関心が蘇り「精神衛生法」が公布された。同法は都道府県に精神科病院の設置を義務付けた。また、私宅監置を禁止し、精神科病院において治療することを定めた。

一九六四年（昭和三十九年）、ライシャワー事件が発生した。それは精神病を患う一人の患者が米国のライシャワー駐日大使に刺傷を負わせた事件であった。当時、政治的ならびに経済的に米国の強い影響下にあった我が国では、それは外交問題に発展する恐れが生じた。その事件の発生を直接の契機として、一九六五年（昭和四十年）に精神衛生法が大きく改正された。その第一は、保健所が地域における精神保健行政の第一線機関として位置づけられたことである。それによって、保健所における精神保健相談や訪問指導が強化された。それ以前は、第一線の監督機関は警察であった。したがって、精神障害者の行政的対応は監護・治安から公衆衛生・治療へと移し替えられた。第二に、各都道府県に精神保健に関する相談と技術支援の中核機関となる精神衛生センターが設置されたことである。第三に、在宅でも治療を継続できるための通院医療費公費負担制度（現在の自立支援医療費制度）が新設された。この当時、我が国に抗精神病薬療法が導入されて十年ほど経過し、精神病患者の多くが外来通院で治療できることが確認されていた。また欧米ではすでに、巨大精神科病院での入院治療よりも地域の中で治療する地域精神医療の時代を迎えていた。しかし、我が国ではその後も精神科病院は政府からの財政扶助を得て増加の一途を辿った。このことは、社会的には治療理念よりも監護・治安の理念が優先していたからであろう。

（四）精神障害者の人権への着目

一九八三年（昭和五十八年）、宇都宮病院事件が発生した。それは同院に入院していた多くの精神障害者が職員によって暴行を受け死傷したことであった。さらに、同院では多くの入院患者を病院の用務に使役していたことが判明した。そこでは、入院患者の基本的人権がまったく無視されていたのであった。この当時、類似の事件が他の精神科病院でも摘発されるようになり、大きな社会的問題となった上に、国際連合人権委員会（United Nations Commission on Human Rights:UNCHR）から日本政府が非難される事態となった。その結果、精神衛生法は人権擁護の観点から改正が行われることになった。一九八七年（昭和六十二年）、従来の精神衛生法は「精神保健法」として公布された。その改正の主な内容は次の通りである。第一に、精神障害者本人の同意に基づく任意入院制度が設けられたことである。それまでの精神衛生法では、入院治療は主に県知事による措置入院かもしくは家族の同意による入院であった。そこには本人の意思が入る余地はなかった。第二として、入院時に入院患者の通信や面会の自由を保障するなどの固有の権利を書面で告知することが義務付けられたことである。第三に、入院の妥当性および入院中に受ける処遇の妥当性を審査する「精神医療審査会」制度が設置されたことである。この改正は入院患者の人権擁護を強め、それ以降、精神科病院における人権侵害の不祥事は減少した。またこの改正では、精神障害者の社会復帰を促進するために社会復帰施設が初めて法定化されたことも地域精神医療へ向けての意義のある一歩であった。

一九九一年（平成三年）、国連総会において「精神疾患を有する者の保護及びメンタルヘルスケアの改善のための諸原則」が採択された。それは、精神障害者の人権擁護を図り、生活する地域の中で治療を行い、治療に際してはインフォームド・コンセントを大切にすることなどを規定している。

（五）福祉施策の対象としての位置付け

蜂矢[3]は、統合失調症の患者はそれまで精神疾患をもつ者として治療の対象とはされてきたが、身体障害者のように障害をもつ者としてリハビリテーションや福祉の対象とはされてこなかったことに異議を呈して、統合失調症の患者では疾病と障害が共存しているとした。この提言は、精神科リハビリテーションを進める立場や精神障害者に対して福祉的支援をする立場の人達に次第に受け入れられるようになった。その考え方は、福祉政策にも取り入れられるようになった。

一九九三年には、「心身障害者対策基本法」が改正され「障害者基本法」が成立した。本法の成立によって初めて、精神障害者も行政上の福祉対策の対象となる障害者として位置づけられた。また、本法の基本理念は障害者が社会を構成する一員として社会、経済、文化その他あらゆる分野の活動に参加する機会を与えられることとしている。すなわち、精神障害者が他の障害者と同じく、社会の一員として社会参加する機会が与えられるべきであることを行政的に保障した。このように、精神障害者の社会参加を促進するために福祉施策の充実が求められるようになった。

そのため、一九九五年（平成七年）には「精神保健法」は「精神保健福祉法（精神保健及び精神障害者福祉に関する法律）」として改正された。その法律の目的として、自立と社会参加の促進のための援助という福祉的要素が追加された。その中で、種々の社旗復帰施設が法定化されると共に、「精神障害者保健福祉手帳」制度が導入された。身体障害者と知的障害者では手帳制度は既に法定化されていたのであるが、精神障害者では同法によって初めてそれが導入された。これは、すべての障害者を行政的には平等に扱うという障害者基本法の理念に基づいたものである。また同じく一九九五年、「障害者プラン（ノーマライゼション七カ年戦略）」が発表された。これは、一九九五年（平成七年）から二〇〇二年（平成一四年）までの七年間に障害者の社会参加のために国が達成を目指す障害者計画であった。それによって、精神障害者の社会復帰施設の拡充が図られた。しかしながら障害者プランの最終年になってもなお、我が国の精神科病院には多数の「社会的入院者」と呼ばれる精神障害者が残存していた。すなわち、地域精神医療体制が整い、精神障害者が一般市民と共に地域生活を享受できるにはほど遠い状況であった。

（六）地域精神医療の時代への萌芽

二〇〇二年（平成十四年）に、「国民誰もが相互に人格と個性を尊重し支えあう『共生』社会の実現を目指して」、二〇〇三年（平成十五年）より「新障害者基本計画」と「重点施策実施五カ年計画」が実施された。その中で、条件が整えば退院可能とされる約七万二千人の入院患者、いわゆる「社会的入院者」を十年間で退院させ社会復帰を目指すとした。

二〇〇五年（平成十七年）、障害者施策の抜本的改革を目指して「障害者自立支援法」が成立した。同法は「障害の有無にかかわらず国民が相互に人格と個性を尊重し安心して暮らすことのできる地域社会の実現に寄与することを目的とする」としている。その中で、身体障害者、知的障害者と精神障害者の三障害施策が一元化された。また、働く意欲や能力がありながら社会や職場から疎外されてきた障害者の就労支援を強化した。二〇〇六年（平成十八年）には、国際連合において「障害者権利条約」が採択された。それは、「障害者がすべての人権及び基本的自由を差別なしに完全に享有することを保障することが必要であることを再確認する」とし、さらに「いかなる者に対する障害を理由とする差別も、人間の固有の尊厳及び価値を侵害するものであることを認める」としている。すなわち、すべての障害者に基本的人権を保障すると共に、障害者差別を禁止するものである。日本政府は二〇〇七年（平成十九年）に同条約を承認し、その批准を目指して精神保健福祉法、障害者自立支援法などの関連法をその条約に合致するように改正する準備を行い二〇一四年に批准した。

さらに今後、精神障害者が一般の人々と同じように自立した地域生活を維持していくためには、次のような施策が展開される必要があるであろう。その第一に生活支援サービスと医療サービスを包括した地域訪問チーム、第二に精神障害者を支えている家族への支援体制、第三に障害者の雇用の促進、第四に一般市民に対する脱スティグマの啓発活動の充実、第五に精神障害の早期発見と早期治療によって精神障害者の重症化を阻止する体制の整備、などである。

以上、我が国における精神障害者に対する処遇の歴史を見ると、その処遇の重点が時代と共に推移していることが明らかである。一九〇〇年（明治三十三年）の精神病者監護法までは加持祈祷が中心であった。一九〇〇年の精神病者監護法から一九五〇年（昭和二十五年）の精神衛生法公布までは監護・治安が重点の時代であり、それから二〇〇五年（平成十七年）の障害者自立支援法の時代までは入院治療に重点があった時代であった。二〇〇五年（平成十七年）の障害者自立支援法からは地域精神医療に重点がある時代に移りつつある。そしてこの地域精神医療に重点がある時代になれば、精神障害者が一人の市民としての基本的人権が尊重され、一般市民と共に地域の中で生活していくことができるようになることが期待される。ここの述べた加持祈祷→監護→入院治療→地域精神医療への時代的推移は一挙に完全に移行しているわけではなく、重層的に漸進的に移行している。したがって、現代においても、これらの概念は重層的構造として存在している。このような時代的推移をもたらした要因は多様である。第一に、精神障害の原因についての概念の変化があるであろう。第二に、精神医療技術の進歩があるであろう。第三に、一人ひとりの人権が尊重されることを求める市民社会として成熟があるであろう。

五．結びに換えて

一九九三年、Ｃ・ビーアズが始めた世界精神保健連盟の世界会議が我が国において開催された。その折にロザリン・カーター（Rosalynn Carter）女史（元米大統領夫人）が招待講演された。同女史は、ジミー・カーター（Jimmy Carter）氏が米国の大統領であった時より今日に至るまで精神障害者の権利擁護と偏見除去の活動を続けている。そのカーター女史の言葉を述べて結びとしたい。

――その国の文化の程度は、その国がどのように精神障害者を受け入れているかに現われている。精神障害者にとって住みやすい社会は、きっと普通の人にとっても住みやすい社会ではないでしょうか――

第2章 地域ケアの考え方とその動向

一．なぜ脱施設化か

平成十四年十二月、厚生労働省障害者施策推進本部より、条件が整えば退院可能とされる約七万二千人の入院患者（いわゆる「社会的入院者」）について、十年間で退院・社会復帰を目指すと発表された。また平成十六年九月、厚生労働省精神保健福祉対策本部は、「精神保健医療福祉の改革ビジョン」を発表した。その中で、「入院医療中心から地域生活中心へ」という基本的な考え方に基づいて、「受け入れ条件が整えば退院可能な者」約七万人を今後十年間で解消すると発表した。これは、我が国政府が社会的入院者の存在を公式に認め、それを解消することを打ち出したものとして画期的であった。しかし、社会的入院者約七万人を解消したとしても、我が国の精神科病床数はなお人口一万人あたり約二十二床となる。この精神科病床数は、世界の脱施設化（deinstitutionalization）の進展した諸国と比べると、なおかなり多い病床数である。脱施設化の動向は、一九六〇年代にイギリスおよびアメリカで始まり、それは一九八〇年代にその他の諸国に広がり、かつ急速に進展しつつある。その脱施設化の先進国と言われている諸国、フランス、オランダ、ドイツでは人口一万人あたり約十床であり、イギリス、アメリカ、イタリア、オーストラリア、ニュージーランドなどではさらに少なく人口一万人あたり五床前後である(9)。

この脱施設化の論拠は、薬物療法ならびに心理社会的療法の進歩という医学的理由だけではない。ウイング(Wing, J. K.)(12)らによる施設症の研究がある。彼らは、三つの精神科病院における施設環境と統合失調症の症状との関係について実証的研究を行った。それによると、長期入院している統合失調症の陰性症状と低刺激の施設環境は相関していた。つまり、クレペリンによって統合失調症患者の内因性の人格荒廃と呼ばれた病態の全てではないにしてでも、かなりの部分は環境の影響であることを実証した。さらに、基本的人権についての認識が向上したことが挙げられる。ペール(Peele, R.)(5)によれば、一九六〇年にアメリカ連邦最高裁の判決(Shelton v. Tucker)において、精神病者はできるだけ拘束の少ない処遇を受ける基本的人権があるとの判決が下された。また、一九五二年にデンマークにおいて知的障害者の親の会が巨大施設の改革に立ち上がり、一九五九年には知的障害者の生活をできるだけノーマルなものにするノーマライゼーション法が制定された。このノーマライゼーションの理念は世界各国に拡がり、さらに精神障害領域にも拡がった。一九九一年十二月には、国連総会において、「精神疾患を有する者の保護及びメンタルヘルスケアの改善のための諸原則」(8)が採択された。その原則三においては、「精神疾患を有するすべての者は、可能な限り地域社会に住み、及びそこで働く権利を有する」と定められている。このように脱施設化は世界的動向となり、精神科病床の削減と地域ケア体制の拡充が多くの諸国で進展している。

しかし一方では、脱施設化の進展した諸国では、それによってもたらされた問題点も指摘されている。第一は、施設から出された精神障害者が地域生活に必要な医療も生活支援をも受けることができずに、浮浪者（homeless people）に化していることである。第二に、施設からだされた精神障害者が医療を受けずに病状の再発を来たして自己の行動を統制できなくなったり、あるいは生活能力が乏しいにもかかわらず十分な生活支援を受けることができないことによって犯罪を犯して、拘置所や刑務所に収容される例が増えたことである。これは、精神障害者の犯罪者化（criminalization）と呼ばれている。トリーマン（Trieman, N.）[11]は、これは精神障害者が精神科病院から刑事施設へ移動しただけであるから、脱施設化（deinsitutionalization）ではなく、施設間移動（transinstitutionalism）に過ぎないと批判している。つまり、精神科病院で拘禁されていた精神障害者は、脱施設化によって刑事施設で拘禁されるようになったとしている。第三に、脱施設化によって地域で生活している精神障害者には、精神科病院の片隅で入院生活をしていた時よりも医療も不十分で生活の質も劣悪なまま世をしのいでいる者が数多くいることである。第四に、ウイング（Wing, J. K.）[12]が指摘するように、劣悪な施設環境が施設症として陰性症状の増悪をもたらしている事例があるとしてでも、施設症によらなくてもその病態自身のために地域での生活能力を持ち得ない慢性精神障害者もいることである。第五に、地域住民の精神障害者の言動に対する許容度が無限ではないことである。精神障害に関する無知に基づく偏見は地域住民に対する啓発活動によって改善していくであろう。それでもなお、精神障害者による常軌を逸した言動に対する地域住民の許容度には限界があることである。

ところで脱施設化と地域ケア体制の拡充を図るならば、重症慢性精神障害者のための病床は必要なくなるのであろうか。それについて、イギリスで大規模な脱施設化と地域ケア体制を実践したレフ（Leff, J.）[4]は、彼らに対する病床は必要なくなるであろうと楽観的見解を述べている。しかし、同じイギリスにおいて地域精神医療を実践しているソルニクロフト（Thornicroft, G.）[10]らは、地域ケアと病院ケアの両方が必要であり、その両者の実践的均衡が求められるとしている。また、州立精神病院の大規模な解体を進めてきたアメリカのバックラッシュ（Bachrach, L.）[3]は、地域ケアや総合病院精神科だけでは対応できない重症慢性精神障害者がいるとして州立精神病院の見直し論を唱えている。彼は、地域ケアが困難で結局は州立精神病院に回ってくる難治性患者（'difficult-to-serve'）がいるとしている。そのような患者には次の三つの類型があるとしている。一型：古くから入院している患者（old long-stay patient:）。それは あまりにも長く州立精神病院に入院していて地域での生活能力がなくなっている患者。二型：最近入院した長期在院患者（new long-stay patient:）。最近の初回入院者であるが地域での生活能力がない患者。三型：短期在院患者（short-stay patient:）。入院期間は短いが回転ドアのように入院と退院を繰り返している患者、以上三型である。このような患者達は、州立精神病院の閉鎖によって、しばしば悲惨な生活を送っている。彼らのように、重症慢性精神障害によって打ちひしがれてきた患者達が妥協のない理想主義や政治的正当性を主張する人達によって、さらに犠牲をしいられてはならないと主張している。つまり、州立精神病院での治療も包括的な一連の医療サービスの基本要素としてみとめなければならないとしている。

すなわち、私達は脱施設化と地域支援体制の整備という理想を実践的に追求しなければならないが、一方では、理想の追求のあまりに脱施設化の限界を無視することによって、重症慢性精神障害者に犠牲を強いることがあってはならない。換言すれば、地域支援体制と病院治療は対立的な関係にあるのではなく、病院治療も包括的かつ統合的地域支援体制の一環なのであり、その中で地域精神医療体制と病院治療の均衡を図っていかなければならないと考えられる。

二．脱施設化に必要な地域生活支援体制

重症慢性精神障害者が地域で生活していくためのニーズは多様である。精神障害者が地域で生活していくためのニーズをその必要度から階層的に分類すると図1に示すように七層になる。権利擁護、福祉、保健、精神医療、リハビリテーション、生活の質、リカバリー（甦生）の七層である。まず第一に、一人の市民として受け入れられなければならない。そのためには、彼らの市民権を保証し、ノーマライゼションを進めなければならない。第二および第三として、衣食住の保障（福祉）と心身の健康維持（保健）という社会生活の基本的ニーズが保障されなければならない。第四として、彼らのもっている精神疾患の治療が確保されなければならない。その病状は変化するので、その変化に応じた治療が確保されなければならない。そのためには、通院治療と入院治療が確保されるのみならず、危機介入チームが派遣できることが必要である。また、昼間病院としてのデイケアも必要である。病状が不安定なまま地域生活をしている人には訪問看護が必要である。さらに、医療を含む包括的な地域出向サービスを行うACTも有効である。第五として、精神疾患によりもたらされた障害に対してリハビリテーションが確保されなければならない。それには、生活能力を向上させる訓練、疾病の自己管理の技法を向上する訓練、家族が疾病対応の仕方を向上させることによって再発を最小化させる訓練、

患者を受け入れる地域の環境調整などが必要である。第六として、精神科病院の片隅で生きてきたのと同じような生活ではなく、その生活の質を向上させるための機会が与えられなければならない。そのために、仲間づくり、就労、教育などの機会が与えられなければならない。第七として、リカバリー（甦生）を目指す機会が与えられなければならない。この場合のリカバリー（甦生）とは、アンソニー（Anthony, W.）[1]の提唱するように、精神障害からの破局的な影響を乗り越えて、人生の新しい意味と目的を発展させることである。そのために、当事者活動などを促進することが必要である。この図1を見ると、我が国の精神科病院は、慢性精神障害者に対して、第二層の福祉から、第三層の保健、第四層の精神医療、第五層のリハビリテーションまでの全てを単独で実施していることになる。脱施設化とは、それら重層的なニーズを担っている精神科病院が第四層の精神医療へ特化することを求めることであると言えよう。しかし、脱施設化されて地域で生活する重症慢性精神障害者は、このような多様なニーズを自ら調達し達成していくことが困難である。それらのニーズを調達するためには、地域の中のいろいろな援助機関との関係を作り出さなければならない。重症慢性精神障害者が自らそれらのことを行うことはきわめて困難である。そのために、個々の重症慢性精神障害者の地域生活に責任をもって、包括的かつ統合的にニーズを調整し調達する体制が必要となる。

ラム（Lamb, R.）[3]は、重症慢性精神障害者の地域生活を支援する体制には、次のような要素が必要であるとしている。

①十分かつ包括的で利用しやすい精神科治療とリハビリテーションのサービスがあること。

②地域へ出張する包括的なケアマネジメント班（ACT）があること。

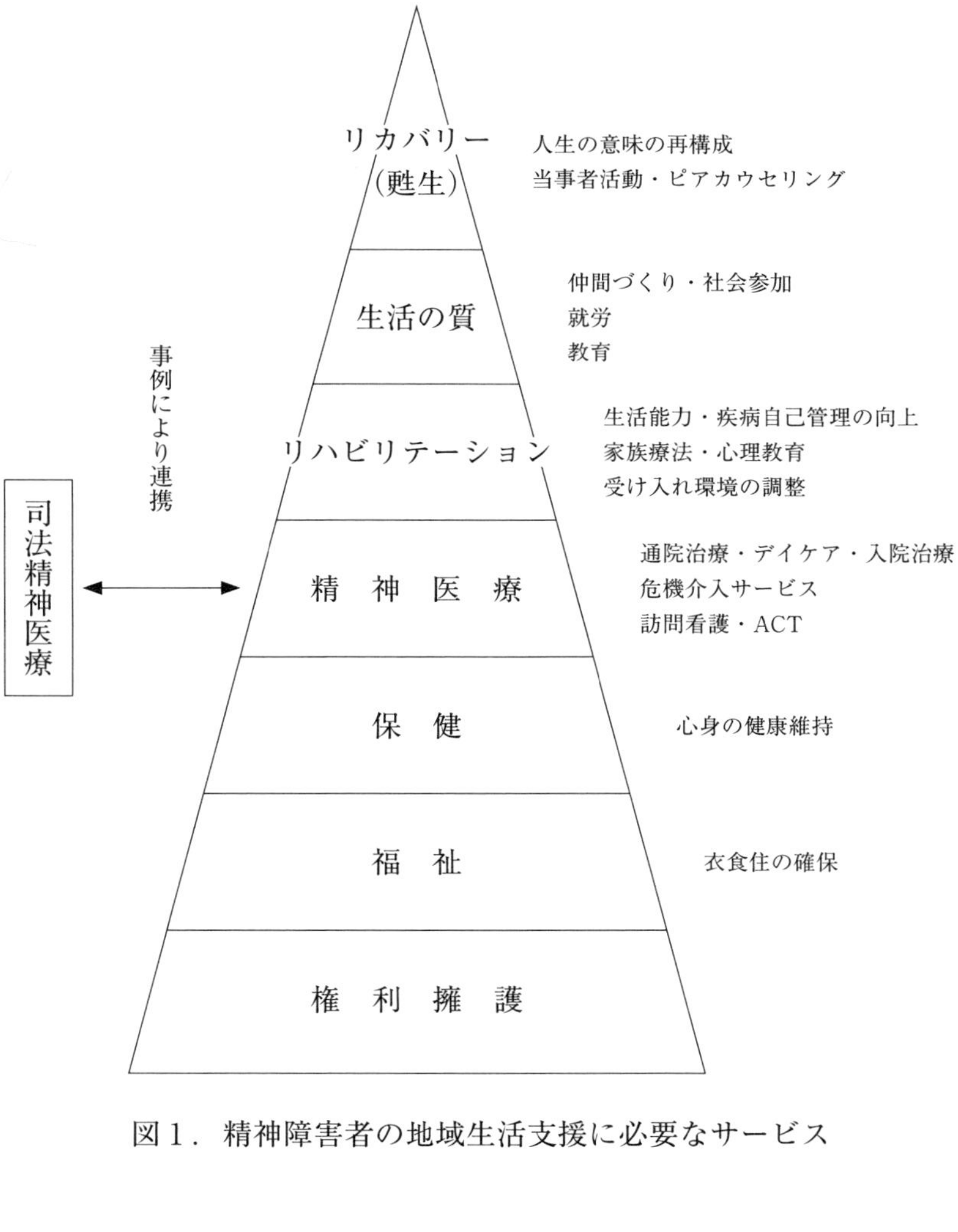

図１．精神障害者の地域生活支援に必要なサービス

③危機介入サービスが利用できること。患者の居るところへ出向いて行う緊急薬物投与を含めた危機介入、あるいはストレス状況を回避するための緊急宿泊施設など。
④いろいろなレベルの生活指導を行うことができる各種の居住施設が十分にあること。
⑤地域で生活する個々の重症慢性精神障害者に対して責任をもった体制をもつこと。
⑥慢性精神障害者を公式の地域支援体制に組み込み、家族に負担が掛からないようにすること。決して、脱施設化の負担が家族の肩に掛からないようにしなければならない。
⑦重症慢性精神障害者の地域生活を継続的に支援するために法律的及び行政的対応を根本的に変えなければならない。重症慢性精神障害者が積極的な入院治療が必要な時に、それが行えるように、法的に硬い措置入院の基準をもっと人道的なものにしなければならない。また、人権擁護は単に精神障害者の「自由」に焦点を当てるばかりではなく、彼らの地域生活に有益な支援を拡げることに焦点を当てるべきである。
⑧重症の精神障害のために判断力も失われて地域の中で自ら生活する能力が障害されている人たちは、もっと簡便に後見人をつけることができること。
⑨いろいろなサービス提供団体の間の協力体制が打ち立てられていること。
⑩どんなに高度の治療とリハビリテーションを行っても、自傷他害のおそれが続いたり、重症の障害が続いている精神障害者が存在する。彼らには、長期にわたって二十四時間のケアができる施設、たとえば州立精神病院のような施設が必要である。
またフィリップ（Phipps, C. C.）[6]らは、効果的な地域支援体制を展開するためには、次のような包括的なサ

ービスが提供されなければならないとしている。

①積極的な働きかけ：社会的経済的な支援のシステムに働きかけることや障害者にとって重要な他者に対するかかわりも含まれる。慢性精神障害者は動機が低く、システムを調整していくのが難しいので、家庭での治療を含むいろいろなレベルの柔軟な支援のシステムが必要である。

②個別的なプログラム：障害者個々の技能的欠陥や社会的経済的な必要性、家族の負荷などを改善していく現実的な目標が必要である。地域で生活していく技術、雇用状況を改善していく機会、生活が適切であることをめざす調整、生活技術を発達させる機会が提供されなければならない。

③実生活でのサービス：実際の地域での生活、たとえば職場、店舗、家庭などでスタッフは関わらなければならない。これにより、促がしやモデリングや強化により学習したことを実生活で実行できるようになる。

④障害者の積極面や長所をのばしてゆくサービス。

⑤現存の政治体系の範囲内で、障害者を彼らのニーズについて要求する権利のある、責任ある市民として遇する態度。

⑥二十四時間利用できる危機介入の体制。

⑦他の地域の機関や、家族を含むいろいろな資源の間の調整や、権利要求の調整。これには諸サービスの利用の援助や障害者の権利擁護を含む。

⑧医療および精神保健上のケア。

⑨家族や友人や地域の人たちへの支援。

⑩適切な援助が継続して得られるようにするためのケアマネジメント。

以上述べたように、ラムとフィリップら[3][6]が脱施設化の成果をもたらす地域支援サービスとして列挙するものには共通するものが多い。①包括的支援、②個々の精神障害者に応じた支援計画、③個々の精神障害者に責任をもって継続支援するケアマネジメント、④精神障害者が生活する場に出向いて行われるサービス、⑤必要かつ十分な医療供給体制、⑥危機介入サービス、⑦家族への負担の軽減と援助、⑧権利擁護、などである。これらの要素は、先に示した図１の地域生活支援に必要なサービスとして模式化した七階層の中に含まれている。

三．ケアマネジメント技法の開発とその発達

重症慢性精神障害者は、病識が乏しく自らの治療の必要性についての自覚も薄い。さらに彼らは、日常生活能力も低く、日常生活を自弁することも容易ではない上に、社会生活能力はさらに乏しい。彼らは、医療機関を自ら受診することなく、また必要なサービスをいかに得るも知らない場合が少なくない。さらに、彼らに必要なさまざまな援助を提供する支援機関が個々別々に援助を行ってきたために、それらの援助は極めて不効率で不統合なものとなった。したがって、重症慢性精神障害者が地域で継続的な医療を受けながら生活することを支援するためには特別な技法が必要となった。それがケアマネジメントである。ケアマネジメントは、重症慢性精神障害者の医療と地域生活を継続的に支える必要性から開発され発達したものである。ケアマネジメントは、地域で生活する重症慢性精神障害者で多元的問題（例：日常生活能力の重篤な障害、治療不同意、経済

問題、社会的問題、家庭的問題、身体疾患など）を持っている事例に対して、ケアマネージャーが支援ネットワークを構築し必要な援助を提供する方法である。すなわち個々の重症慢性精神障害者の地域生活を維持する責任は担当のケアマネージャーが負うことになる。ケアマネージャーは、個々の重症慢性精神障害者のニーズを「査定」し、それに基づいて援助の「計画」を立てる。その計画に基づいて援助機関と連携して援助を「実行」し、その援助が実行されているか否かを「モニター」し、その援助の実行の結果を「判定」する。もしその援助の結果が適切ではないか或いは不十分な場合は、再び「計画」から「実行」へ、さらに「モニター」から「判定」へと繰り返し、重症慢性精神障害者にとって最も適切な支援体制を構築する。ケアマネジメントの技法は、大きく分けると二つある。仲介モデル（intermediate model）と強化モデル（strength model）である。仲介モデルは、ケアマネージャーは個々の重症慢性精神障害者のニーズを査定して、支援計画を立て、それに基づいてニーズを支援する援助機関へ仲介する。援助機関はそのニーズに対する支援を実行する。その結果をケアマネージャーは判定する。一方、強化モデルでは、ラップ（Rapp, C. A.）[7]によれば、個々の精神障害者の障害や弱点から発生するニーズに焦点を当てるのではなく、彼らの切望すること、彼らの長所や特技を見出し、それを発展させるように支援計画を立てることから始める。その計画を実行し、モニターし、判定する。ラップによれば、強化モデルは仲介モデルよりも有効な援助技法である上に、精神障害者のエンパワメントとなるとしている。それは、換言すれば、精神障害者がリカバリー（甦生）へ至る援助技法であると言える。

四．脱施設化の視点から見た障害者自立支援法とそれ以降の動向

まず障害者自立支援法（以下、同法とする）の法理念を見ると、その第一条に法の目的として、次のように謳われている。「・・・障害者及び障害児がその有する能力及び適性に応じ、自立した日常生活又は社会生活を営むことができるよう、必要な障害福祉サービスに係わる給付その他の支援を行い、もって障害者及び障害児の福祉の増進を図るとともに、障害の有無にかかわらず国民が相互に人格と個性を尊重し安心して暮らすことのできる地域社会の実現に起用することを目的とする」とある。この法理念はノーマライゼーション社会の実現をめざしている。それは、脱施設化の理念に合致するのみならず、国連総会において採択された原則にある「精神疾患を有するすべての者は、可能な限り地域社会に住み、及びそこで働く権利を有する」とも合致している。しかしながら、障害者自立支援法は、精神障害者の脱施設化を目的に施行された法律ではない。身体障害者、知的障害者、精神障害者の三障害者共通に地域での自立した生活を支援することを目的としている。そこで、障害者自立支援法の中で精神障害者の脱施設化に関係すると思われる条項について検討を加える。

まず第一に、第二条に市町村が障害者の地域生活の支援に一次的責務を有することが定められている。これは、脱施設化によって地域生活を送ることになる精神障害者にとっては、最も身近に彼らの生活事態を知る市町村が地域生活を支援することは望ましいことであると思われる。また、市町村の相談支援事業所がケアマネジメント業務を実施することになるので、個々の精神障害者のニーズに基づいて支援計画が策定され、実行さ

れ、モニターされていくことになるのであろう。従来、我が国には、精神障害者のケアマネジメント体制はなかったので大きな進歩である。市町村の相談支援事業者が重症慢性精神障害者に対して責任を持ったケアマネジメント体制を発展させていくことを期待したい。

第二として、市町村は障害福祉計画の策定にあたって、社会的入院者が地域生活に移行することを算定して必要な福祉サービスの整備目標を設定することとした。しかし、平成二十三年までに社会的入院者七万人を削減するとする厚生労働省の目標は達成できなかった。精神科病床数は現在も高い水準のまま続いている。脱施設化の進展した諸国の水準から言えば、人口当たりかなり高い精神科病床数を維持している。つまり、現在の社会的入院の削減だけでは十分な脱施設化に必ずしもつながらない。

第三として、応益負担の問題がある。サービス提供業者と契約した精神障害者は受けたサービス料に応じた負担（定率一割）をしなければならない。しかしそれには、本人と同居家族の収入や預貯金に応じて軽減措置がある。精神障害者の社会参加によるノーマラゼーション社会を目指すとすれば、非障害者である社会生活者と同じく応益負担そのものを否定することはできないと思われる。しかし、その軽減措置が十分になされ精神障害者の自立した地域生活を脅かさないものでなければならない。精神障害者の場合には、さらに大きな問題がある。重症慢性精神障害者は、自己の疾病についての認識が乏しく、したがってサービスの必要性を十分に理解できていない場合が多い。その場合には、彼らにとって応益負担という考えは理解しにくいであろう。その結果、サービス受給を断ったり中断したりして、病状の悪化を招く事態に至ることが恐れられる。このような場合には、成年後見制度支援事業の積極的な利用も考えなければならないであろう。

第四として、同法では、就労意欲のある障害者のために「就労移行支援事業」、「就労継続支援事業」などの就労支援事業の創設を図っている。また、障害福祉計画においても就労関係の数値目標を設定することとなっている。さらに、平成十八年四月一日に施行された障害者雇用促進法において、精神障害者も障害者雇用率の中に算入できることになった。精神障害者は、従来、就労の場から疎外されてきたことから考えると、同法の三障害統合の理念が生かされた側面であろう。その後、障害者雇用率は平成二十五年四月に一・八％から二・〇％に引き上げられ、就労支援事業も充実してきた。

第五として、同法における精神障害者が利用できる地域居住施設を見ると、共同生活介護（ケアホーム）、共同生活援助（グループホーム）、福祉ホームの三種類がある。平成二十五年四月に障害者自立支援法は障害者総合支援法に改正された。その中で、ケアホームはグループホームに統合された。また一人で暮らしたい障害者のニーズに応えるため、グループホームと連携したサテライト型住居も創設された。その他に、精神障害者が一般の賃貸住宅に入居し易いように、居住サポート事業が創設された。この居住サポート事業は、家主及び障害者からいつでも相談を受けることになるので、精神障害者の一般住宅への入居が促進されるものと期待される。しかし一方、精神科病院の敷地内に設置を許可される地域移行型ホームや精神障害者退院支援施設は、脱施設化の理念に反するものであり、いずれ廃止されなければならないと考える。

第六として、同法では障害程度区分を客観的に査定することとなった。しかし、障害程度区分の一次判定に使用されている調査内容は、精神障害者の日常生活能力および社会生活能力を十分に反映していない。彼らは、身体障害者に比べると、高い能力があると判定されている。二次判定で修正される余地があるとは言え、市町村審査会の審査員が精神障害を十分に理解しているとは言えない現状がある。したがって、一次判定の調査内容をもっと精神障害者の障害の実態を反映したものにしなければならない。さもなければ、脱施設化によって地域生活を送ることになった精神障害者が必要な支援を受けることができない。幸いにして、平成二十五年四月一日から施行された障害者総合支援法では、障害程度区分ではなく、障害者にとって必要とされる標準的な支援の度合いを総合的に示す障害支援区分に改められた。それによって、精神障害者および知的障害者の支援の必要度がより適切に評価されるようになった。しかしなお、他の障害に比べてその必要度が十分に評価されない面があり、今後さらなる検討が必要と思われる。

第七として、同法では精神障害者の日中活動の場として、就労移行訓練施設、就労継続訓練施設（雇用型・非雇用型）、地域活動支援センターの三種類がある。雇用を希望し、かつその能力が顕在的にあるいは潜在的にある精神障害者には、就労移行訓練施設と就労継続支援施設が有益であろう。従来、就労を希望するがそれが達成できなかった数多くの精神障害者は、「働くこと」を支援する同法から受益するであろう。しかし一方では、精神障害によってあるいは長期入院によってもたらされた施設症によって、就労の意欲と能力が障害されている精神障害者の日中活動の場としては、地域活動支援センターしかない。しかも、それは市町村の財政の裁量的経費によって賄われるとされているので、その存立基盤が不安定である。

第八として、同法における指定相談支援事業所が精神科病院と協力して進める「精神障害者退院促進支援事業」も、さらに進められなければならない。

第九として、脱施設化には地域精神医療体制の整備が重要である一方では、精神科病院が脱施設化を促進する施策が必要である。障害者自立支援法第八十九条四項では、「都道府県障害福祉計画は、医療法に規定する医療計画と相まって、精神病院に入院している精神障害者の退院の促進に資するものでなければならない」としていた。つまり、医療法にも精神科病院の退院促進を織り込むこととなっている。その医療計画として、精神病床の基準病床の算定方式が退院を促進する方式へと見直された。それによると、精神科病院への入院一年以内に退院できなかった患者の割合を平均残存率とし、一年以上入院していた患者が退院した割合を退院率とし、ある地域における平均残存率を下げて、かつ退院率を上げるように基準病床の目標設定がなされることとなった。これは、退院を促進するために有用な方法であろうと思われる。幸いなことに、平成二十五年四月一日より精神疾患ががん、脳卒中、急性心筋梗塞、糖尿病と共に、医療計画の対象疾患となった。それによって今後、二次医療圏を中心に在宅医療体制を充実していくこととなった。同計画では、入院期間が一年未満で退院させるように退院支援を推進するとしている。このことは、脱施設化を推進する大きな一歩となると思われる。

　第十として、障害者自立支援法の成立と関係して改正され平成十八年四月一日から施行された精神保健福祉法において、任意入院者の定期病状報告書が義務付けられたことも、退院の促進に連なるであろうと期待される。また平成二十五年六月に再び精神保健福祉法が改正され、平成二十六年四月一日より施行されている。同改正法の四十一条では、精神病床の機能分化を促進し、精神障害者の居宅等における保健医療サービス及び福祉サービスの提供を充実させるとしている。このことも脱施設化の推進に貢献するものと思われる。

　以上、障害者総合支援法として改正された障害者自立支援法とそれに連動して改正された医療法、障害者雇用促進法、精神保健福祉法などは、精神障害者の脱施設化の方向へ動き出したことは事実であろう。しかし、法律の運用面において数多くの問題点があり、それらは今後修正されていかなければならない。

さらに、脱施設化して精神障害者の地域支援体制を効果あるものとするためには、障害者総合支援法及び医療法、障害者雇用促進法、精神保健福祉法の改正だけでは対応できない領域がある。それは、先に述べたように、ラム[3]およびフィリップら[6]が脱施設化の成果をもたらす地域支援サービスとして列挙したものを参考とすれば、我が国が脱施設化を推進していくために今後充実していくべきサービスとしては、次の三点が特に重要である。まず第一に、生活の場へ出向いて提供されるＡＣＴや危機介入サービスの展開である。第二は、二十四時間対応できる医療サービスである。第三は、家族への援助である。ラムが指摘するように、脱施設化の負担が家族に掛からないようにしなければならない。その点で注目すべきことは、二〇〇四年に英国においてケアラー法（The Carer's Act）が成立した。精神障害者を身近に看病している家族などの権利を定めたものである。それによると、ケアする人の権利として、ケア計画作成に関与できること、個人情報を共有できること、ケアしている人々のニーズも査定されることなどが定められている。

近年の法整備を第一歩として、今後、我が国は本格的な脱施設化とそれを支える地域支援体制つくりの方向へ進んでいかなければならない。

第3章 精神科面接の理論と方法

一．精神医学的診断の特徴

ファインスタイン（Feinstein, A. R.）(5) は内科医でありかつ公衆衛生医でもある立場から、医師の臨床判断（clinical judgment）の根拠について次のように述べている。医師は治療を行う個々の患者に対して次の三種の資料から臨床判断を行う。第一種の資料は、疾患（disease）に関する資料である。それは、形態学、生化学、微生物学、生理学などで表わされる資料である。第二種の資料は、その疾患が生起している宿主（host）に関する資料である。それは、宿主となっている人の年齢、性別、人種、教育、居住地、職業、経済状況、社会的地位などで表わされる資料である。第三種の資料は、疾患とそれを持つ宿主との相互作用によってもたらされる患《わずら》い（illness）を表わしている資料である。その患《わずら》いには二種の現象がある。一つは疾患の宿主である人が主観的感覚で訴える症状（symptoms）であり、もう一つは患《わずら》っている人の診察によって得られる客観的徴候（signs）である。精神医学においても、医師は上記の三種の資料から臨床判断を行っている。精神医学における臨床判断が内科学における臨床診断と異なる点は、上記の第二種の資料で表わされる患者の属性の他に、生育歴、性格、家族環境、生活歴がより大きな意味を持っていることである。また第三種の資料における主観的症状（symptoms）は精神科医が患者の主観的世界をどれだけ明らかにできるかにかかわっている。それだけに、精神科においては患者の主観的世界を明らかにするために問診がことさらに重要なことは言うまでもない。

精神疾患は、患者にとって身体的不調としてよりも精神的苦悩として現われてくることが多い。精神医学的診断は、患者がその人生において遭遇した苦悩に対して精神医学の立場から援助する手段として必要なのである。患者が人生経路において体験している苦悩は、精神医学の立場から見るといかなるものであるか。あるいは、その苦悩に精神疾患が関与しているか否かを判断するものである。すなわち精神医学的診断とは、患者の体験している苦悩を精神医学的に臨床的に判断し分類し、それに基づいて最も適切な精神医療へと導くための方法である。

精神医学的診断では、その根拠となるファインスタインの第一種の資料は乏しい。統合失調症の患者には、協調運動の拙劣、左右の混同、ミラー行為などの軽微な神経学的所見"soft neurological signs"が見られることがある。また、高アーチ型口蓋、耳介の微かな形成不全、眼間解離あるいは狭小などの軽微な身体奇形を伴うことがある[6]。しかしそれらの臨床所見は、統合失調症に特有なわけではなく、また統合失調症に必発するわけでもない。

近年の脳科学の発達によって、統合失調症にさまざまな脳科学的な異常があることが明らかになってきた。しかし現在においてもなお、診断基準となる生物学的指標は明らかにされてはいない。そのことは、ＩＣＤ-10（The ICD-10 Classification of Mental and Behavioural Disorder）[18]およびＤＳＭ-５（Diagnostic and

Statistical Manual of Mental Disorders V）[3]における診断基準を見れば明らかである。そこで示されている診断基準は、二つの構成要素からなる。一つは、幻覚、妄想、思考化声、考想吹入など患者にとっての主観的な精神病理現象、すなわち記述現象学的症状である。もう一つは、滅裂思考、思考途絶、言語新作、興奮、常同姿勢、蝋屈症、昏迷、会話の貧困、感情鈍麻、無気力、関心喪失、無為など診察者からの観察によって得られる客観的症状である。ここに述べたように、統合失調症の診断は、患者にとっての主観的な精神病理現象と診察者からの観察によって得られる客観的症状によって得られるのであるから、その両者を得る手段として面接という診断手技は格段に重要である。面接が最も重要な診断手技であるという意味において、精神医学は他の医学領域と大きく異なっている。さらに、精神科における面接は単なる診断手技であるだけではなく、それ自身が治療と一体化している。精神科面接は、単に診断に必要な情報を収集するためだけではなく、そこで医師-患者関係を構築し、治療への患者の協力を得るための方法である。サリバン（Sullivan, H. S.）[15,16]は、精神医学は対人関係理論に基づいているとする立場から、面接の意義を次のように述べている。精神医学の臨床データは、関与しながらの観察（participant observation）によってのみ得られるとしている。科学的研究に供されるデータを獲得する過程で起こる経過と変化は、患者に起こるのではなく、観察者に起こるのでもない。それらは、患者と観察者の両者によって作られた状況の中に起こるのであるとしている。すなわち、精神科医は面接過程で生起していることに、意識的あるいは無意識的にかかわっているのであり、それから逃れることはできない。したがって、面接者は自らのうちに生じる逆転移感情を絶えず自覚しながら面接を進めなければならない。それがなければ、面接は医学的目的を離れ、冷静に臨床情報を得ることができなくなり、いたずらに愁嘆の場になったり、詰問の場になったりするであろう。それでは、診断ができなくなるばかりではなく、患者との間に治療関係を築くこともできなくなるであろう。

次に、精神医学において最も重要な診断手技である面接の方法について述べる。

二、診断面接の進め方

(一) 精神科面接のあり方

面接は語義的には、「面とむかってじかにあうこと」(辞海)であり、英語表現でも"inter-"相互に、"view"見る、とあるようにお互いに見合う場である。医師は患者を見るだけではなく、患者からも見られている。医師は患者に視線を合わせて、患者の話に十分な関心をもって傾聴する。

精神科における診断面接を二人の人間のコミュニケーションの場として考えてみると、一人は何らかの精神的苦境に陥り、さらに身体的不調を来たし、自分ひとりではどうしようもなくなり、面接者の前に現われたのである。彼らの中には、恥を忍んで藁をも攫む気持ちで現われた者もあるであろう。時には、自らの不調や苦境も自覚できなくなるほど深く病み、家族などから嫌々ながら連れてこられた者もあるであろう。そのような患者に対して、面接者はいかなるコミュニケーションをなし得るのであろうか。竹内は[17]、演劇家の立場から「ことばは単なる記号ではない。こえはからだの動きであり、ことばもからだの一部である」としている。この立場から見ると、面接も単に言葉の応答が行われる場ではない。そこでは面接者は、患者の苦境と不調をからだで受け止め、からだで問い返している。そのような場では、コミュニケーション手段として言語的コミュニケーションと非言語的コミュニケーションに分けることが無意味である。敢えて分けて考えるならば、面接の場においても非言語的コミュニケーションは言語的コミュニケーションと同等に患者との間に応答が繰り返されている。すなわち、面接者は患者に対して声を含めて全身で応答している。したがって、面接者にとって、患者の苦境や不調に対して、いかなる態度や姿勢で傾聴し、問いかけるかなどのいわゆる非言語的コミュニケーションも極めて重要である。

さらにここで、聴くという行為が相手にとってどのような意味を持つかについても考えておかなければならない。聴くという行為は話すという行為と対比すると、話すという行為は能動的行為であり、聴くという行為は受動的行為であると見なされがちである。しかし果たしてそうであろうか。患者は、面接者が患者の苦境ないし不調を理解しようとして真摯に聴こうとしているとみなした時、面接者を信頼しても大丈夫そうだと思った時、あるいは面接者が自分に対して害をなすことはなさそうだと警戒心が薄れた時に、その内的体験を話しているように思われる。このことについて鷲田[20]は、臨床哲学の立場から次のように述べている。「『聴く』というのは、何もしないで耳を傾けるという単純に受動的な行為なのではない。それは語る側からすれば、ことばを受けとめてもらったという、たしかな出来事である。・・・聴くことが、ことばを受けとめることが、他者の自己理解の場を劈《ひら》くということであろう」としている。このように聴くという行為は、他者の自己理解の場を劈《ひら》くという能動的行為であると考えられる。その上に、医療面接の場における聴くという行為は、患者の患《わずら》いを受けとめて、臨床判断を下し、さらにそれに基づいて治療を行うための極めて能動的な行為なのである。

またヤスパス（Jaspers, K.）[8] は次のように精神科医の態度を述べている。「精神病理学者を左右するものは、彼の体験能力と観察能力、広さ、不偏な感受性、人間性の豊富さなどである。眼を開いていても何も見えずに病者の世界を過ぎてゆく人と、関与の感受性をもつことによって適格に知覚できる人との間には大きな差異がある。まず他人の心の出来事と一緒に自分の心を共振動させるということ、それに次いでこうした体験を思考によって対象化することが探究者には必要である。心を動かされるだけでは認識ではない。それは直観の源であり、この直観が認識に対して測りしれぬ材料を与えるのである。心を動かされることと冷静とは手を取りあうもので、相反目すべきものではない。冷静な観察だけでは本質的なものは何も知りえない。両者の交互作用がはじめて認識に至らしめるのである。体験したものを合理的に把握することによって絶えず直接体験を克服するところの『振動する魂』、これこそ真の洞察力をもった精神病理学者である」としている。さらにヤスパスは、「我々は他者の心的なものを、肉体的なもののように直接的に知覚することは決してできないので、単に心に描き出し、感情移入し、了解するしか取り扱えない。・・・そのためには殊に患者の自己描写が役立ち、我々は親しく談話を交わすことにおいてこれを引き出し、探り、最も完全に最も明瞭に形づくることができる」と述べている。このように診断面接において、患者のこころの動きに感情移入（共感）しながら聴くことは基本的に重要なことである。感情移入しながら聴くことは、医師に理性を超えた魔術的能力を求めるものではない。認知神経科学によれば、共感の基礎的な神経基盤の一つとしてミラーニューロンシステム、または「自己と他者の共通神経表象」と表現されている脳の活動パターンがある。[6] サル及びヒトには、他者の運動を観察する時に自己の運動野にその運動に合わせて活動するミラーニューロンシステムがあることが知られている。またヒトには、知覚や情動などの運動以外の脳活動領域においてもミラーニューロンシステムのような性質が存在していることが示されている。[15] すなわち、われわれは、悲しみに暮れている人を見れば悲しみを感じ、喜びに満ち溢れた人を見れば喜びを感じる。そのことは、上記のような脳神経活動に基づいている。医師は、患者との面接の際に自らのうちに生じる情動の動きを自覚し、かつそれを制御しながら患者のこころの動きを理解して面接を進めなければならない。認知神経科学では、比較的自動的な感情の共有を「情動的共感」と呼び、ある程度の内省的思考を伴うような意図的な感情理解を「認知的共感」と呼んで区別している。[6] 面接者に求められる共感は、認知神経科学でいうところの「認知的共感」である。

ヤスパスの述べる感情移入は共感と同義であるが、それによって患者の心的世界を描出し主観的症状を把握することができる。しかし共感は単なる医学技術的概念と理解すべきではない。カッセル（Cassel, E. J.）[1] によれば、疾患（disease）と患い《わずら》（illness）は分けて考えるべきであり、いかなる疾患をもつ人も不安、恐怖、無力感、絶望感、抑うつ気分などと共に自分がその疾患を持ったことへの怒りをもったり、疾患をもったことを否認したりするなど類似の反応を示す患い《わずら》を持つ者すなわち患者として医師の前に立ち現われる。しかも疾患と患い《わずら》とは相互に分かち難く影響し合っている。したがって、医師に求められるのは医療技術者として疾患を診断して適切に治療（cure）するという側面と共に、患い《わずら》を持つ者へ働きかける癒し（healing）の側面があるとしている。

(二) 面接場面の構成

面接室としては患者の秘密保持ができて、かつ患者が自由に安心して話せる雰囲気が必要である。面接者の態度としては患者に対して一人の人間として敬意を持ちかつ共感的態度で接することが基本である。それに伴って、面接者の服装、身だしなみは自ずから礼を失せざるようにしなければならない。面接者と患者の座り位置は、机の側面に対面して座るか、もしくは机の角を挟んで座るのも良いように思われる。両者が緊張感を感じない距離が必要である。机を面接者と患者の間に挟んで対面する方式は尋問的面接になりがちであり避けることが望ましい。面接者と患者の椅子は同じ高さとして、お互いに視線を共有できる必要がある。視線を共有すること、すなわち eye contact を持つことは、比較認知発達神経科学によれば、「目はこころの窓」と呼ばれるように注意を共有することであり、それは共感及び他者理解の基礎である。[19] このように視線を合わせて面接をすることは、共感ないし感情移入をして患者の主観的体験を理解するために重要な手段である。近年、診察室にパソコンが導入される機会が多くなった。しかしながら、ここに述べたように視線を合わせることの重要性を考えれば、パソコンの画面に視線を向けながら面接することは避けなければならない。

初診面接の時間経過はおおよそ四五〜五〇分を目途とするのが適切ではないかと思われる。初診面接の時間が短いと、必要にして十分な臨床情報が得られないばかりではなく、十分に話すことができなかった患者の不満が残り、その後に続く治療の橋頭堡を築くことができない。しかし面接時間が長ければ良いわけではない。六〇分を過ぎると、患者は面接による緊張から疲労し、医師の注意力も低下してくる。したがって、一回の面接で完全な病歴を得ようと目指すべきではない。

面接の記録は、面接中に記録を取ることによって対話が阻害される恐れがあるが、正確な臨床情報を記録することは診断とその後の治療には欠かせないことである。したがって、面接者は対話することと記録を取ることとの均衡を図りながら面接を続けなければならない。

患者は面接者が十分な関心を彼に持っていると感じている限りは、記録を取ることは面接の障害にはならないのではないかと思はれる。また面接者が記録を取るために患者から視線を外している時には、患者は面接者を観察して目利きしているように思われる。患者が真摯に記録を取る面接者の姿を見ることは、必ずしもコミュニケーションの阻害になっているとは言えないのではないかと思われる。

患者以外の者が面接に同席することは、原則として避けることが望ましい。例外としては、患者が同席を望む場合、思春期前の患児の場合、自傷・他害の恐れのある緊急の場合である。その他に、診断面接の場ではなく、治療面接の場では関係者が同席して治療ないし処遇のあり方を協議することはある。

(三) 診断面接の三つの役割

面接状況は、単に患者だけがつくり出しているのではない、患者と医師の双方のかかわりによってつくり出されている。そこには、患者側だけではなく面接者側の感情、生活体験、価値観、文化的背景が双方かかわり合いながら現われる。それは、あたかも舞台の上で患者と医師が演じているが如きである。しかも面接者はその舞台の演出者でもある。その舞台に不承不承上げられた患者もいれば、何故その舞台に上げられたのかわからない患者もいる。しかも、その状況で面接者は、限られた時間の中で、患者の感情の流れに対処しながら医師‐患者関係を構築し、診断と治療のために臨床情報を収集し、患者にその診断面接の結果を知らせると共にその後の治療への協力を求めるための説明もしなければならない。コーエン・コール（Cohen-Cole, S. A.）[2]は、このような医療面接者の役割を次の三つに分類している。第一の役割は患者理解のための情報収集である。第二の役割軸はラポールの確立と患者の感情への対応である。第三の役割は患者教育と動機づけである。このように精神科医は単なる異常心理の検出官なのではない。患者をして疾患を共に治療する共同作業者となるように努めなければならない。

三．精神科面接によって収集する臨床情報

診断面接を行う際には、以下に述べるような受診理由・受診目的、病歴、精神的現在症、全身状態、身体診察の臨床情報をどのように得ることができるかを考慮しながら進める。

（一）受診理由・受診目的

精神科患者の場合には、自覚症状がまったくないか、もしくはそれを否定する者も稀ではない。したがって、初診面接では主訴よりも受診理由ないし受診目的が大切である。精神科患者の場合には、病識が十分ではなく、自らの精神的困難を適切に表現できない場合が多いので、身体疾患をモデルとしてできた主訴という言葉では表現し難い。主訴よりも受診理由ないし受診目的を尋ねた方が適切である。

特に、精神病状態にある患者の場合には、自らが患《わずら》っているという疾病認識に乏しいので、主訴に合わせて問診を始めることが適切ではない場合が多い。その場合には、受診に至った経緯《いきさつ》を主題として問診を始める。時には、受診したことに不満感や拒絶感が強く、受診に至った経緯《いきさつ》さえ話したがらない患者もいる。そのような場合には、まず受診の発動者から受診理由・受診目的を聴く必要が生じる。

面接者は、受診理由ないし受診目的から出発して、問題となっている事態が一体どのような性質のものなのか、それがどのように生起したのかを明らかにしてゆく。その中で、現病歴から生活歴、家族関係、精神的現在症にも拡がってゆき、それらの間を行きつ戻りつしながら、患者の受診理由および全体像が理解できるようになる。このことを土居(4)は効果的な見立てとして次のように指摘している。「効果的な見立てとなるためには、患者の受診理由に出発しながら、それを生起せしめた背後の心理を、あたかも扇の要のごとく、というのは更にそこから遡って患者の全貌を探るための問題点として、把握するのでなければならないからである。しかもそこで問題として把握されたものが患者にとっても問題として理解されるのでなければならないのである」。すなわち、受診理由・受診目的は問診における「扇の要《かなめ》」なのである。

(二) 病歴

①現病歴

発病状況、発病の時期、発病の誘発要因、疾病の時間経過、増悪因子、改善因子

②現在の生活状況

職業ないし学業、主な収入源、同居者の有無、婚姻状況、家族との関係、友人関係、休日の過ごし方、生活上の大きな出来事の有無

③精神的既往歴

治療歴、入院歴、自傷行為歴、アルコールないし薬物乱用歴

④身体的既往歴

身体疾患（糖尿病、高脂血症、痙攣発作、甲状腺機能障害その他の内分泌疾患、アレルギー性疾患、心疾患など）、薬物アレルギーの既往

⑤生活歴

出生地（文化的背景）、職歴（転職の理由）、学歴（学生時代の友人関係）、婚姻歴（離婚の理由）、転居、転校

⑥生育歴

生下時体重、仮死など出生時の出来事の有無、始語、始歩、おむつ離れ、離乳の時期、保育園・幼稚園時代に登園するのが困難ではなかったか、他の子どもと遊ぶことができたか、学童期に登校し他の子どもと遊ぶことができたか、養育環境、主な養育者、養育者との関係、養育者への愛着関係、幼少期の離別体験

⑦家族歴

精神疾患の負因、糖尿病や高脂血症の負因も抗精神病薬の選択の場合に考慮

⑧性格

性格類型、対人関係の特徴、適応パターン

⑨想定される発病促進因子

発病状況ないし繰り返される再発状況の中には個々の患者にとって共通の課題がある場合が多い。それらの課題には、身体的要因、心理的要因、社会的要因がある。身体的要因としては過労、睡眠不足あるいは睡眠覚醒リズムの崩れなどなどである。心理的要因としては、挫折体験、失恋、他からの叱責、喪失体験、対人葛藤などである。要するに、自信を喪失して、自己の存在意義、役割、居場所を失ってしまう心理状況に置かれることである。それは、サリバン[5]のいう安全保障感（security）の危機と言える心理状況である。社会的要因としては、孤立した生活環境、職場ないし家庭における葛藤などである。

⑩想定される回復阻害因子

回復阻害因子には、身体的要因、心理的要因、社会的要因の三つがある。身体的要因としては、慢性身体疾患がある場合、睡眠覚醒リズムが崩れている場合などである。心理的要因としては、安全保障感（サリバン[5]）を脅かす心理状況が持続している場合である。社会的要因としては、孤立した状況、疎外された状況、持続葛藤状況にある場合などである。

⑪想定される回復促進因子

回復促進因子には、身体的要因、心理的要因、社会的要因の三つがある。身体的要因としては、慢性身体疾患がなく、睡眠覚醒リズムが維持されていることである。心理的には、安全保障感があり、将来への希望を失っていないことである。社会的要因としては、偏見や差別のない支持的環境にあることである。

(三) 精神的現在症

診断面接を進める際に考慮すべき精神機能と症状の概要を羅列的に例示する。

①外観・表情の特徴：緊張感、表情の乏しさ、空笑、しかめ眉、カタレプシー、蠟屈症

②見当識：時、場所、人、状況についての見当識

③意識：意識には清明からさまざまな意識混濁の深化段階を経て意識喪失する昏睡まである。統合失調症に見られる真正の妄想や幻覚などは意識が清明な時に現われる精神病理現象である。したがって、統合失調症の症状を問診する時には意識が清明であることを確認しておかなければならない。その意識とは、ヤスパス[8]によれば、第一に体験を現実に内的にもつことであり、第二に主観が志向しながら、知覚し、表象し、思考する対象に向けられていることであり、第三に自己自身に関する意識をもっていることである。患者が深い意識混濁に陥っている場合には、質問を理解できているか否か、自分の置かれている状況がわかっているか否か、周囲へ注意が向けられているか否かによって比較的容易に判断できる。しかし軽い意識混濁と意識清明との鑑別は容易ではない。原田[7]は、「軽い意識混濁」の症状として次の四つを指摘している。①注意集中の困難。それは一〇〇引く七＝？の連続引算によって現われやすい、②会話における単語のいいまちがい、③思考のまとまり、思考経過にみられる異常、④感情面の異常がある。軽躁状態となったり抑うつ的となったりする。繊細な、わらかい感情の表出がみられなくなる。

④疎通性：拒絶的、プレコックス感

このプレコックス感について若干付言する。リュムケ（Rümke, H. C.）[13]は、統合失調症の患者と面接した時に面接者の心の中に、患者の心に感情移入しようとしてもできず、どうしても患者と相互交流できないという不全感が面接者の心の中に起こることを指摘している。これを「プレコックス感」と呼んでいる。それは、統合失調症の患者には対人接近本能の障害があるため、面接者自身の本能的対人接触が確かな手ごたえを失い、あやふやになることであるとしている。彼によれば、面接者の心の中に生起するこの「プレコックス感」こそ、思考障害、妄覚、自我障害などの背景にある核心的症状であるという。しかしこの「プレコックス感」は、妄想型統合失調症では現われないことがあるとしている。実際に、我々は統合失調症の患者に接した時に、感情移入及び感情交流が困難で我々の心の中に違和感が生起し、どうしても疎通がとれないことに挫折感を覚えることが稀ならずある。

⑤行動：緩慢、昏迷、無為、常同行為、目的不明な行動、精神運動不穏、精神運動興奮
⑥言語：寡黙、冗舌
⑦思考過程（思路）：渋滞、弛緩、支離滅裂、言葉のサラダ
⑧思考内容：貧困化、常同化、抽象化の困難、関係妄想、被害妄想、追跡妄想、妄想着想
⑨情動：不安、恐怖、易刺激性、焦燥感、喜怒哀楽の表出の貧困ないし不安定、平板化、鈍麻
⑩気分：空虚感、虚無感、抑うつ気分、悲哀感、発揚感、妄想気分
⑪意欲：減退、亢進
⑫妄覚：知覚過敏、錯覚、話しかけと応答の形の幻聴[14]、自分の行為を絶えず批評する声の幻聴[14]、幻視、体感

幻覚、思考化声、妄想知覚
⑬自我障害：離人症、させられ体験、思考察知、思考奪取、思考伝搬、思考吹入、憑依体験、自我分裂、影響体験
⑭物質乱用・依存：精神病理現象との関連の検証が必要である。物質乱用・依存が一時的疾患で他の精神病理現象は二次的に発症している場合と統合失調症が発病し二次的に物質乱用・依存に至っている場合との鑑別が必要である。
⑮疾病認識（病識）：個々の症状ないし疾患全体に対する認識のあり方
⑯自殺念慮・他害念慮：自殺念慮・他害念慮の有無と軽重

（四）全身状態

睡眠、生活リズム、過労、食欲、栄養状態、体重（肥満ないし羸痩）、月経周期、妊娠、服薬の有無

（五）身体所見

シュナイダー（Schneider, K.）[14]は、身体所見の重要性について次のように述べている。「とにかく身体所見は診断上優先するもので、絶えずさらに多くの明確な身体所見へ到達しようというのが、医学としての精神医学の目標でなければならない」としている。身体診察は、それによって症状精神病、器質精神病、中毒性精神病を除外するためだけではなく、それによって医師‐患者関係が成立することの一助となる。身体合併症の有

無を確認する。それによって、患者は医師が彼の心と体の全体に関心を持って治療にあたるであろうことを評価する。それは、医師‐患者関係の構築の基礎となる。

四．面接過程

初診時の限られた時間の中で、診断し、治療の見通しを立てて、治療の橋頭堡を築くという目的が果たされるように面接は構成されなければならない。その目的に沿って、初診面接は、前期、中期、終結期の三期に分けることができる。しかしそれが単に機械的に進められるのではなく、患者の関心のあるところ、あるいは話したいところを中心にして、前後を行きつ戻りつしながら進行するのでなければならない。土居[4]は精神科面接の進め方について次のように述べている。「現病歴・生活歴・家族歴・精神的現在症とそれぞれ別個に問診を進めていくやり方は、やる側にとっては楽であるが、患者の側からすれば極めて不自然で過重な負担を課すことになる。・・・真の精神科面接は患者を細切れにすることなく、最も自然な形で全体的に理解することをもって目的とする」としている。

(一) 前期

初診面接は、患者と医師にとって初対面の場であり、その初対面の印象はその後の治療関係に大きく影響する。患者は精神科医を受診することに、戸惑い、恥辱感、屈辱感などを持ちながら、それを乗り越えて藁をも掴む気持ちで受診に辿り着いている。そのことを医師は十分に理解していることが、医師の態度にも言葉にも示されていなければならない。何とか受診にまで辿り着いた勇気と賢明さに賞賛の言葉を掛けることが必要な場合もある。その意味からも、開始時には、医師は立って患者を招き入れて、自己紹介し、患者に着席を指示すると同時に、自らも着席する。医師の態度は、冷静さを保ちつつ、共感的かつ受容的で相手に対して十分な関心を示さなければならない。決して、詰問的、批判的、価値判断的になってはならない。医師と患者が対峙して座る距離をどのように調節するかも大切である。統合失調症の患者では、医師との距離が近いと緊張感や恐怖心が募るので、やや遠い距離になることが多い。一方、うつ病や神経症の患者の場合には、医師の側がやや不安ないし不快に感じるほど近い距離を求めてくる場合がある。したがって、医師と患者の距離は、双方が疎遠を感じるほどに遠くなく、不安ないし不快を感じるほど近くない距離を保つことが必要である。医師と患者の視線の高さをどうするかも大切である。医師が高い視点から患者を見下ろすことは、ようやく受診に辿り着いた患者の屈辱感や恥辱感を大きくするであろう。したがって、医師と患者の視線の高さは同じ程度にするように椅子の高さを調節するのが良いであろう。また、医師が患者を凝視すると恐怖心をもつ患者が少なくない。したがって、医師は患者の目を凝視するのではなく、その視線を患者の眉間に静かに当てながら話を聞くのが良い。入室から着席までの患者の表情、身嗜み、身体的特徴、行動も十分に観察しなければならない。

初診面接時には、患者に同道してきた家族、職場の上司、友人などが同席を希望する場合が少なくない。しかし、患者が単独で面接できない事情のない限り、それら関係者の同席は原則として避ける。同席面接が必要な場合には、患者本人の同意の下に行う。一方、患者自身に受診動因がない場合には、その動因を発した人に同席して貰う必要がある。患者との面接の前に、面接者に話を申し込む家族や職場の人がいるが、それは避けなければならない。

以上のように面接場面を設定した上で、患者にとっての「今、ここ」の問題に焦点を当てて面接を進める。そのためまず受診理由・受診目的を明らかにする。このことが極めて大切なのは、患者にとって「今、ここ」の問題として苦しんでいることを明らかにすることによって、医師として患者と共に取り組んでいく主題が明確になる。つまり、医師は患者の「今、ここ」の問題をその後に続く問診を含む診察によって、診断し治療方針を立てるという精神医療の概念の中に再構成していくことになる。その第一歩が受診目的を明確にすることである。また、患者が求めている精神科的援助の概念は個々様々である。したがって、受診目的を明確にすることは、患者が受診行動をとってはいても、その求める援助が医師の提供できる援助でない場合もあるからである。精神科以外の医療科では、患者の主訴を中心として問診が行われている。しかし精神科では主訴よりも受診理由ないし受診目的を中心に問診が行われる必要がある。

精神病状態にある患者の場合には、自らが患《わずら》っているという疾病認識に乏しいので、主訴に合わせて問診を始めることが適切ではない場合が多い。その場合には、受診の目的あるいは受診に至った経緯《いきさつ》を主題として問診を始める。時には、受診したことに不満感や拒絶感が強く、受診に至った経緯《いきさつ》さえ話したがらない患者もいる。そのような場合には、「ここにいらっしゃったのには、だいぶご不満がお有りのようですが、どんな事情だったのですか」と患者の心情に感情移入し、患者にとっての「今、ここ」の問題をまず取り上げることで患者との疎通が始められることがある。

しかし、患者本人から受診理由・受診目的を明らかにできない場合には、患者の同席の下で家族などから受診目的を聴取する。患者不在の場で、家族などから受診目的などを先に聞くことは、原則として避けなければならない。その事は、患者の面接者に対する不信感を強め、医師 - 患者関係の構築を困難にする。

受診目的が明らかになった後は、①受診目的となっている「今、ここ」の問題がいつから始まり、②どのような状況で起こり、③それがどのような徴候をもたらし、④それらの徴候がどのような要因の影響を受けて、⑤どのように経過して現在に至っているかを明らかにしていかなければならない。どのような状況で発病に至ったか、すなわち発病状況こそ、患者の不安・苦悩と医学的診断としての疾患との接点である。発病状況を明らかにしようとすることは、患者の不安・苦悩に耳を傾けることに連なっている。そのことは、患者との治療関係に良好な結果をもたらすだけではなく、そこから発病過程は発生的了解が可能なものなのか、あるいは統合失調症のように発生的了解が不可能（ヤスパス[10]）なものであるかが明らかになるであろう。換言すれば、統合失調症の場合にはその発病によって患者の人生における生命発展のまとまり、意味法則性、意味連続性が断裂する（シュナイダー[14]）。

つまり、まず現病歴を詳らかにしていく。それは、患者の話に価値判断を停止して共感的に聞き入るようにしながら、感情状態を患者のそれに合わせて浮遊させながら、一方では医師の理性には、それらの話を精神医学と精神医療の概念の中で再構成していくことが求められる。そのためには、患者の話の流れを妨げないようにしながらも、医師はその流れの方向づけをしていかなければならない。また質問形式は、できるだけ閉ざされた質問を避け、開かれた質問を用いるようにする。閉ざされた質問とは、「はい」ないし「いいえ」と答えることを予測される質問である。それに対して、開かれた質問とは、いろいろな答え方ができる質問である。たとえば、「最近、あなたは憂うつに感じますか」というのは閉ざされた質問である。それに対して、「最近、あなたのご気分はいかがですか」というのは開かれた質問である。すなわち、決して、スクリーニングテストのように質問に対して回答するQ＆A形式の面接に陥ってはならない。一般に、開かれた質問の方が閉ざされた質問よりも、得られる臨床情報の量が多くかつ質も高い。

医師が患者への関心と共感を持っていることを言葉で伝えるために三つの方法がある。第一は、患者の語る感情体験を追確認することである。たとえば、「それは大変でしたね」、「それは、辛かったでしょうね」、「それは、困ったでしょうね」、「それは、ショックだったでしょうね」あるいは「それは、残念だったでしょうね」などと表現することである。第二の方法は、患者が語る出来事あるいは感情体験の最後の言葉を繰り返すことである。例えば、「会社へ行けなくなったのですね」、「辛くなったのですね」などと表現することである。第三は、「その状況ではいらいらするのは当然でしょうね」、「その状況ではそうするより仕方がなかったでしょうね」などと患者の感情的反応や行動を是認することである。このような患者と医師の相互作用によって、医師は患者の感情状態、人格特徴、外界への反応様式を認識できるようになる。

また患者が沈黙した時には、一般に面接者は安易に沈黙を破らず、しばらく沈黙を守り患者の言葉を待つ方が良い。面接者は沈黙の緊張に耐えられなければならない。特に患者の感情が高まり言葉が出なくなった時には、その患者が再び冷静さと自分の言葉を取り戻すまで面接者は沈黙を守らなければならない。患者が感情を表出できることは治療上有益であり、さらに感情を表出した後は自分のことを表現しやすくなる。

患者の「今、ここ」の問題を精神医学と精神医療の中に再構成していくためには、「なぜ」、「どうして」という疑問が生じてくる。それについて、土居[4]は次のように述べている。「精神科面接の勘所は、『わからない』という感覚を獲得できるかどうかにかかっているとしている」。患者は、「なぜ、その時にそのように感じたのだろうか」、「どうしてその時にそのような行動をとったのだろうか」など、医師にとって「わからない」感覚が次々に生じてくる。医師は、その「わからない」ことをわかろうとすると、「なぜ」、「どうして」と疑問が生じてくる。しかし、「なぜ」、「どうして」という言葉には、詰問的な響きが含まれているばかりではなく、患者にとっては、なぜそのような質問をされるのか分からない場合が少なくない。しかも患者自身もそれがなぜなのかわからない場合が多い。「なぜ」、「どうして」は、あくまでも医師の側の精神医学的ないし精神医療的再構成の課題である。したがって、患者の感情状態に合わせて面接をするために、「なぜ」、「どうして」という言葉はできるだけ避けなければならない。筆者の場合には、「なぜ」あるいは「どうして」と尋ねたくなるような場合には、次のような言葉で尋ねている。「何かそのきっかけになることはありましたか」、「そのようになった経緯《いきさつ》をお話いただけますか」、「その時の気持ちをもう少し詳しくお話いただけますか」、「それはどんな事情だったのですか」などと「きっかけ」、「経緯《いきさつ》」、「気持ち」、「事情」などとやや迂遠で抽象的な質問を行っている。それらは閉じられた質問ではなく開かれた質問である。しかし、このようなやや迂遠で抽象的な質問は、相手が困惑状態にあったり、認知症があったり、軽い意識混濁を呈しているような場合には、患者に理解されないことがあったり、またかえって患者を困惑させることがある。そういう場合には、もっと直裁な質問すなわち閉ざされた質問をせざるを得ない。

患者が受診目的となった問題を話し終わった後に、その他に患者が困っていること、あるいは辛いことがないかを確かめる必要がある。そのことによって、患者への共感と関心を示すのみではなく、それまで語られなかった精神症状が現れたり、それらの現れる状況がより明らかになることがある。筆者の場合には、患者が一通り受診目的とした心の問題を話し終った後で、「他に、辛いことはありませんか」、「他に、普段の自分と違うと思うことがありませんか」、「他に、困っていることはありませんか」と尋ねている。モルガン（Morgan, W. L. Jr. ら）[11]は、患者に尋ねるべき質問の中で最も重要なものは「他に何かお困りですか」であるとさえ述べている。この質問によって、真の受診目的が明らかになることもあり、あるいはそれまで話してきた受診目的の背後にある問題が明らかになることもある。

この前期は、初診面接の経過の中で最も長い時間を要し、おおよそ一五〜二五分と面接時間の約半分を占める。それによって現病歴がほぼ明らかとなる。現病歴は、患者の側から見れば一つの心の物語である。医師は、その物語を要約して、患者とそれを確認した後で、次の中期に面接を進める。この診断面接のおける確認という行為は、医師にとって臨床情報を明確化するという意味をもつだけではなく、患者にとっても彼の問題を明確化できるばかりではなく、それを訂正ないし補足する機会を与えられることになる。

(二) 中期

中期には、精神医学的診断の過程を進めて、それまでに得た仮説診断を検証し、治療方針と療養方針を立てるために、精神的現在症、生活状況、生活歴、生育歴、病前性格、既往歴、家族歴、職歴、婚姻状況などを聴取する。この中で、精神的現在症は前期の面接で多くは明らかになっていると思われるが、追加ないし補正しながら鑑別診断を進めていく。中期におけるこれらの質問内容は、医師として面接を精神医学的ないし精神医療的に再構成するために必要ではあっても、患者側から見ると、なぜ質問されるのかわからない。したがって、それらの質問が患者の問題をより深く理解するために必要であること、診断のために必要であること、検査として必要であること、あるいは治療のために必要であることなど、その目的を予め話して協力を得なければならない。そうしなければ、患者が警戒心や猜疑心を増長させる危険がある。また質問の主題が変わる場合には、「少し別のことをお聞きしますが・・・」「話は変わりますが、・・・」などと事前に予告してから質問しなければならない。そうしなければ、患者はなぜ聞かれるかわからない事について、目まぐるしく次々と質問を受けて混乱することになる。たとえば認知症を疑われる患者に対して、事前説明なしに「一〇〇から七を引いて下さい」、「今日は何月何日ですか」と質問するのは失礼であるばかりではなく、その質問をされる意味がわからない患者には困惑ないし侮辱感が起こるであろう。そのような場合には、事前に「これから検査のための質問をします。その中には、少し失礼に感じるものもあるかもしれませんが、ご協力をお願いします」と了解を求めることが必要である。

身体的診察および神経学的診察は原則として中期の終わりに行い、受診という行動をもたらした精神症状が身体的要因に基づくかどうかを検証する。また、身体的合併症あるいはリストカットなどの自傷行為の有無を確認する。しかし、心気症状ないし身体表現性症状を訴える患者の場合には、患者の主要な関心は自己の身体状態にあるので、まずそれに応えるべく、身体的および神経学的診察は、中期の問診の後ではなく初めに行う。

それによって、患者の主要な関心を医師も十分に理解していることを示す。

(三) 終結期

面接によって亢進した患者の感情的緊張状態を鎮めるように努めながら、診断の結果、疾患の概要、治療の方法、療養の仕方ないし生活上の注意、疾患の経過の見通しについて述べる。診断の結果を伝える場合には、病名告知をどのように行うかという問題が含まれる。初診面接の目的は、治療の橋頭堡を築くことであるから、病名告知をしたことによって治療の橋頭堡が築かれない事態はさけなければならない。病名告知は、インフォームド・コンセントの原則にしたがって行わなければならないが、告知した後に患者に対して、告知された病名にまつわる誤解や偏見を取り除かなければならない。疾患について悲観的にならないように説明すると共に、治療の方法、療養の仕方ないし生活上の注意、病気の見通しについて十分な説明をする。屈辱感や恥辱感を持ちながら、勇気を奮い起こして初診した患者に対して、初診面接の最後に「統合失調症だね」、「人格障害だね」などと最後の痛打を浴びせる言い方は、患者をその最後に掴んだ藁と共に、水の流れに捨て去るような行為である。最後の藁を掴んでいる患者の手を筏に移し変えてやらねばならない。それは、治療の橋頭堡を築くことができるように、十分な説明を行い治療計画を共に話し合うことである。病名告知によって、患者に不安を与えたり、病状の悪化が予想される時には、インフォームド・コンセントの例外規定から、病名告知を避けることができる。その場合にも、これから治療の対象とする症状ないし状態像について説明することは、治療の橋頭堡を築く上で重要である。つまり、医師は患者と共に治療目的を確認し合うことである。また、患者は病気の原因についてあるいは病気自身について不安や特別の思いを持っていることが多いので、医師の説明について患者がどのように感じたかを尋ねる。

患者への説明の仕方について岡崎[12]は次に示すように極めて具体的な言葉で例示している。例えば、疾患の原因と病名については次のような説明を例示している。「今回あなたが巻き込まれた『事態』は、その前にあったストレスが絡んで神経過敏状態が引き起こされたものと思います。そのような状態を統合失調症と呼んでいます」。また服薬の説明については、次のような説明を例示している。「神経をそのままに放っておくと過敏な状態が癖になってしまいます。神経遮断薬で感度を調整しましょう。薬が体に合わないこともあります。飲んでかえって具合が悪いことがあったらすぐに連絡してください」。このように統合失調症の脆弱性 - ストレス理論に基づいて具体的に説明している。患者の理解度に合わせて、その表現を工夫していかなければならない。

面接は突然終わるのではなく、「そろそろ面接を終わりますが、何かわからないことや確かめたいことがありますか」と患者に対して最後に発言する機会を与えて、患者にとっても面接の終了を納得できるものとする。その時に患者がそれまでの面接で話さなかった別の大きな主題について話し始めたならば、「それは次回にお聞きしたいと思います」と断って終了とする。さらに終了にあたっては、患者が今後医師と一緒に病気の治療を共同作業としてやって行こうとする協力関係が樹立される必要がある。そのためには療養のためにするべきこととするべきではないことを十部に説明すると共に、医師がこれから行う治療方法についてその作用と副作用についても患者が納得できるように説明しなければならない。

最後に、患者が話し足りなかったこと、あるいは尋ねたいことがないかを確認して終結する。

診断面接の終了後に、医師はどのような臨床情報から特定の診断に至ったかの要点を記録し、さらに鑑別診断を進める必要があればその鑑別点を記録しておくことも重要である。

五．精神科救急場面での診断面接

精神科救急診療では、患者ならびにその同行者の感情的緊張が高いために、面接の場における感情的緊張も高くなりがちである。そのような場に連れて来られた患者は、しばしば不安と恐れを抱いていることがある。そのような面接の場は、まず患者も同行者も安らぎを感じるものでなければならない。それは、面接者自身の感情的緊張が高まらないためにも必要である。さらに、患者が圧迫感ないし疎遠感を感じない適切な距離が患者と面接者の間に保たれていることが必要である。

面接者の態度としては、通常診療の場合と同じように、冷静さを保ちつつ患者に対して十分な関心を示しながら受容的に接することが必要である。さらに救急事例は、価値判断的には問題のある行動を起こした結果として受診したのであり、そのような患者に対して、詰問的、批判的、価値判断的にならないよう十分な配慮が必要である。「なぜ」、「どうして」という言葉は、詰問の響きを帯びやすいので、できうる限り避け、詰問の響きを帯びない表現で尋ねるのが良いように思われる。私は、「そのへんの事情をもう少し詳しく聞かせて頂けませんか」とか「その経緯《いきさつ》はどうだったのですか」などと「事情」、「経緯《いきさつ》」という言葉を用いてやや迂遠な聞き方、つまり開かれた質問（open-ended question）をしている。一般に、開かれた質問の方がそれによって得られる臨床情報の量が多く質も高い。さらに了解が困難な患者の言葉ないし話に対して、我々の頭の中には反射的に「なぜ」、「どうして」という言葉が浮かんでくる。その反射的に浮かんでくる言葉を面接者がそのまま患者に投げ返してはならない。その言葉が患者にどのように受け取られるかを十分に考慮しなければならない。多くの患者は彼ら自身も、自分の言動がなぜなのか、どうしてなのかわかっていない場合が多い。そこへ面接者が「なぜ」、「どうして」とたたみ掛けるように反射的質問をすることは、患者を困惑させたり、追い詰めたりすることになる。しかし、知的障害、認知症、昏迷ないし意識混濁があって領識が低下している患者の場合には、「なぜ」あるいは「どうして」と直截に閉ざされた質問で尋ねざるを得ない場合がある。

(二) 面接過程

面接過程は、前期、中期、終結期の三期に分けられる。前期には、挨拶と自己紹介と患者の名前の確認から始まり、救急受診した経緯《いきさつ》あるいは警官に保護された経緯《いきさつ》など、患者にとって「今、ここ」で問題になっていると思われることを端緒として、現病歴を明らかにする。中期には、できるだけ話の流れを妨げないようにしながら、精神的現在症、生活状況、既往症、生活歴、家族歴などを明らかにする。話の流れに合わないが診断、治療計画、予後の判定に必要な質問はできるだけ後回しにする。臨床情報として是非とも必要であるが、患者にとってはなぜ質問されるのかわからないであろうと思われる質問をする時には、話題が変わること、あるいは次の質問は診断あるいは検査のために必要であることを予め述べる。それによって、患者に混乱や猜疑心が起こらないように留意する。終結期には、面接によって亢進した感情的緊張状態を鎮めるように努めながら、診断の結果と治療の見通しについて述べる。最後に、患者が話し足りなかったこと、あるいは尋ねたいことがないかを確認して終結する。

(二)　救急受診の発動者の面接を先行する場合

精神科救急面接では、意識混濁、錯乱、激しい精神運動興奮、言葉のサラダに至るほどの思路障害、あるいは拒絶症などのために、コミュニケーションが極めて困難な事例が多いために、患者から直接の病歴を聴取することが困難な場合が多い。したがって一般に、患者から直接に得られる臨床情報は少ない。時には、姓名や年齢さえも明らかでない事例が稀ならずある。その上に、生命の危機を孕んだ病態も稀ではないので早急な対応が迫られる。したがって、救急診療場面での面接では、通常診療場面での面接とは異なり、家族なり警官なり患者に同行した人の中で最も情報量の多い人から先に病歴を聴取するのが適切である。同行者から病歴を聴取する場合には、患者もそこに同席した方が良いように思われる。それによって、患者は自らが救急診療にもたらされた事由を理解する契機となることが期待される。さらに、患者の同行者は、患者を救急受診させた動因について、患者の居ない所であるいはひそひそ声で話そうとすることがしばしば見られるが、それによって被害妄想のある患者では、面接者も救急受診の発動者と同一視され患者への迫害者の一人とみなされがちなように思われる。患者が同席した所で同行者から病歴を聴取することによって、面接者は患者から家族や警官など救急受診を発動した者と同一視されることを避け、患者にとって当初から治療者として認識されるようになることが期待できる。それは、患者とのコミュニケーションの樹立に大切である。また同行者の述べる病歴に対する患者の反応の仕方を観察することによって、より多くの精神所見を得ることもできる。

(三) 必要最小限の原則

救急場面での診断面接では必要最小限の原則を守ることが大切であるように思われる。すなわち、危機介入として診断し治療するために必要最小限の病歴聴取と精神症状の把握にとどめ、詳細な病歴聴取と精神症状の把握は求めない方が適切である。救急受診は、精神症状を行動上の問題として現した結果であり、このように衝動抑制が取り難くなっている患者では、詳細な病歴聴取は患者の感情葛藤領域に触れて患者を不安に陥れ、さらに衝動抑制が取り難くなる可能性が増大する。また精神科へ通院中の患者が治療者への感情を言語化できずに行動化し、自殺企図、家庭内暴力などを起こして救急受診となった事例も少なくない。このように行動化しやすい患者の場合にはやはり、感情葛藤領域に触れる可能性のある詳細な病歴聴取は、新たなる行動化を誘う危険があり避けるべきである。しかし、自殺の恐れのある患者に対しては、希死念慮ないし自殺念慮の程度、自殺行為をどこまで具体的に考えているか、過去に自殺歴があるか否かは是非確認しておかなければならない。患者と死を語ることを避けてはならない。死を望む患者も一方では生を望んでいる。死を語ることによって、生の苦悩を語ることができる。それこそ死を望む患者が語りたいことではないであろうか。

(四) 仮説検証的診断過程

精神科救急における診断過程の特徴について述べる。精神科救急では、病歴を十分に取れることは稀である。

身体疾患および精神疾患既往歴、生活歴や家族歴も不詳であるばかりではなく、姓名や年齢さえも不詳の場合がある。したがって、器質性精神障害と機能性精神障害の鑑別は、治療上重要であるにも関わらず、このように限られた情報量の中では、それがはなはだ困難な事例も稀ならず見られるのである。このような救急事例では、精神的現在症と身体的現在症を含めて、得られた情報から仮説検証的に診断を進めて行くのが適切である。このことは、通常診療の場合も同様であるが、救急診療では特に限られた時間と情報量の中で緊急に治療的対応をしなければならないために、仮説検証的診断過程が自覚的かつ意図的に進められなければならない。救急診療であるから、特に生命的危険度に第一の優先順位が与えられるが、第二に高い優先順位としては治療による回復可能性である。この二つに優先順位を置きながら仮説的診断を立て、それを検証するために必要な情報を収集しながら仮説的診断に基づく治療を行う。その治療に対する治療効果も当然ながら、次の仮説的診断を立てるための有力な臨床情報となる。たとえば、意識混濁を疑わせるほど激しい精神運動興奮ないし錯乱のために救急受診した事例で、その精神症状と現病歴から、急性器質性脳障害、躁病性興奮ないし緊張病性興奮の三つが考えられるとすれば、次のように仮説検証的な診断過程が進められることになる。第一優先順位の生命的危険度から急性器質性脳障害を第一段階の仮説的診断とし、それに対する治療と検証を行うことになる。もし急性器質性脳障害が否定されたならば、第二の優先順位の治療による回復可能性に基づき、より回復可能性が高い躁病性興奮を第二段階の仮説的診断とし、それに対する治療と検証を行う。もし躁病性興奮が否定されたならば、緊張病性興奮を第三段階の仮説的診断として治療を行うことになる。この第一から第三段階への仮説的診断過程の途中で、第四ないし第五の精神疾患の可能性が現われたならば、やはり生命的危険度と治療による回復可能性の優先順位に基づいて仮説検証を続けて最終診断に至る。また状態像診断として、昏迷状態と意識混濁の鑑別が困難な事例に遭遇する時がある。その場合には、前記の仮説検証的診断過程の優先順位に基づいて、当然のことながら、生命的危険度の高い意識混濁を第一段階の仮説的診断として、それに対する治療と検証を行うことになる。しかし、仮説検証的診断に基づくある種の治療がいかに有効と考えられても、その疾患ではなかった場合に想定される疾患を増悪させる可能性がある場合には差し控えねばならない。

(五) 身体診察の重要性

次に、精神科救急における身体所見の取り方について述べる。身体所見は、精神科救急においては通常診療の場合以上に重要である。精神科救急では、外傷性精神病や覚醒剤精神病あるいは自殺企図が稀ならず受診するので、以下の事に特に留意することが必要である。意識状態や呼吸、血圧、脈拍などの生命徴候および外傷の有無は外傷精神病の診断に重要であり、注射痕の有無も覚醒剤中毒の診断に重要であり、刺青の有無もその参考となる。手首カッティング痕や縊首痕は、患者の自殺企図を知る手掛かりとなり、自殺防止のために重要である。

第4章 精神科臨床サービスにおいて説明することの臨床的意義

一．なぜ説明が必要か

近年、治療者と患者の関係は、かつての治療者側の保護者的立場（パターナリズム）から、患者側の自己決定に基盤を置くものへと変化してきた。患者側が自己決定をするにあたっては、当然ながら、その自己決定にあたっての判断根拠となる説明が治療者側から提供されなければならない。医療における説明と同意が強調されるようになったのは、高柳[4]によれば、我が国においては一九七一年に東京地裁の乳腺症事件で「病状および手術の必要性に関する医師の説明が要件である」との判決が下されたことが大きな契機となった。この説明の必要性について、医療法はその第一条において、「医師、歯科医師、薬剤師、看護師その他の医療の担い手は、医療を提供するに当たり、適切な説明を行い、医療を受ける者の理解を得るよう努めなければならない」と定めている。

患者側の自己決定権は、米国においても市民権運動や消費者運動の社会的思潮を背景にした患者の権利運動として生まれた。その結果、一九七三年に米国病院協会は「患者の権利章典」を発表した。そこでは、インフォームドコンセント（説明と同意）の原則、治療拒否権、プライバシー権を謳っている。また、一九八一年には世界医師会総会において「患者の権利に関するリスボン宣言」が採択された。その中でも自己決定権が謳われ、次のように記されている。「判断能力のある成人患者はいかなる診断手続あるいは治療であれ、それを受ける事を承諾あるいは拒否する権利を有する。患者は自己決定を行う上で必要な情報を得る権利を有する。いずれの検査や治療についても、その目的、もたらされる結果、拒否した場合に予測される事態を患者が明確に理解できるよう配慮されるべきである」。さらに、一九九一年には、国連総会において「精神疾患を有する者の保護及びメンタルヘルスケアの改善のための諸原則」が採択された。その原則十一は、治療への同意となっている。(2) それによれば、患者が判断能力を喪失している場合や切迫した危険が患者または他人に迫っているなどの例外的な場合を除いて、患者のインフォームド・コンセントなしには、いかなる治療も行われないとされている。そのインフォームド・コンセントとは、患者の理解しうる方法と言語によって、以下の情報を、十分に、かつ、患者に理解できるように伝達した後、患者の自由意思により、脅迫又は不当な誘導なしに得られた同意をいうとしている。以下の情報の詳細については、次節の「何を説明するか」において紹介する。以上、説明の必要性を患者側の自己決定権という法的・倫理的理念に基づいて述べた。

しかし、説明の必要性はそれだけではない。精神疾患を持つ人には、自らの不安や苦悩が精神疾患からもたらされたものとの疾病認識に乏しい場合が多く見られる。それらの人々が疾病認識を獲得し治療動機を持っていくようにするためにも、適切で十分な説明が必要である。

また、私達は日頃の臨床の中で、同一の患者に対して同じ薬が別の精神科医によって処方された場合に、その治療効果が異なったり、副作用の現れ方が異なったりするのを経験することがある。タスマン（Tasman, A.）[5]らは、このような現象が現れる根底には治療者 - 患者関係の問題があるとしている。患者に対する敬意に満ちた治療者 - 患者関係から生じる患者の満足感は、精神薬理学的な効果に協働的な効果をもたらすとしている。このような治療的に有益な治療者 - 患者関係を築き維持するためにも、適切で十分な説明が必要である。

さらに、精神疾患は一般に長期経過をたどるものが多いので、患者が治療者と共に病気と取り組むようにするために病状や治療について十分に説明する必要がある。

すなわち、説明の必要性は、第一に患者側の自己決定のためであり、第二に治療動機を高めるためであり、第三に治療者 - 患者関係を樹立し維持するためであり、第四に治療への意欲を高めるためであると言えよう。このように、説明することは単にインフォームド・コンセントの法的義務を果たすためだけではなく、患者や家族などと協働して治療ないしリハビリテーションを円滑に進めるために欠かせない臨床技術となってきたのである。

二．何を説明するか

アッペルバウム（Appelbaum, P. S.）[1]によれば、インフォームド・コンセントの法理念が確立される以前には、十分な説明は医学基準に基づいていた。それによれば、十分な説明とは、理性的な医師が同等あるいは同じような環境で採用する説明の原則に限定されるとしていた。しかし、この医学基準では患者が知りたい情報を知ることができない場合があるばかりではなく、患者の生活信条や生活指針に合った治療を選択できない場合が生じる。このことから、インフォームド・コンセントの法理念の下では、十分な説明の根拠として医学基準ではなく、患者基準が採用されるようになった。これでは、医師は患者が要求するだけの医学情報を開示しなければならない。医師は患者が治療を受けるか否かの判断を行う際に必要な判断材料をすべて説明する必要があるとしている。しかしこれだけでは、医師が十分な説明として何をなすべきかが明確ではない。このことから、アッペルバウムは、治療者にとって十分な説明のガイダンスとなることは、インフォームド・コンセントの理念に立ち戻って、十分な説明により、危険と利益を考える機会が患者に与えられ、患者にとって適切な治療の選択が行われるようにすることであるとしている。それを具体的に表すと、次の三項目となるとしている。①実施しようとしている治療の性質と目的、②その危険性と効果、③可能性のある他の治療法である。

一九九一年に国連総会において採択された「精神疾患を有する者の保護及びメンタルヘルスケアの改善のための諸原則」の中で、インフォームド・コンセントを実施する際に、患者に伝えられるべき情報として次の四項目が挙げられている。①診断上の評価、提案されている治療の目的、方法、②予測される期間及び期待される効果、③より侵襲性の少ない方法を含む他に考えられる治療法、④提案されている治療において考えられる苦痛、不快、危険及び副作用である。

我が国においては、平成十五年九月に厚生労働省が「診療情報の提供等に関する指針」を医政局長通知として発表している。それによれば、「医療従事者は、原則として、診療中の患者に対して、次に掲げる項目等について丁寧に説明しなければならない」としている。現在の症状及び診断病名、予後、処置及び治療の方針、処方する薬剤について、薬剤名、服用方法、効能及び特に注意を要する副作用、代替的治療法がある場合には、その内容及び利害得失（患者が負担すべき費用が大きく異なる場合には、それぞれの場合の費用を含む。）、手術や侵襲的な検査を行う場合には、その概要（執刀者及び助手の氏名を含む）、危険性、実施しない場合の危険性及び合併症の有無、治療目的以外に、臨床試験や研究などの他の目的も有する場合には、その旨及び目的の内容である。この「診療情報の提供等に関する指針」に見られる七項目は、国連原則に見られる四項目をさらに詳細に述べたものであり、異質な項目が加わったわけではない。以上、必要で十分な説明についてインフォームド・コンセントの法理念の立場から述べた。

一方、臨床実践の場では、どんな説明が求められているかも重要なことである。そこで患者家族が何を知りたいと望んでいるかについて見てみたい。高村[3]は、全国精神障害者家族会連合会の相談室では、医療に関係した相談で最も多いのは次の三項目であるとしている。どのような病気なのか、治療（投薬内容を含む）はどのように進められるのか、家族として本人にどのように接したらいいか、であるとしている。ここに挙げられた初めの二つの項目は、インフォームド・コンセントの法理念に含まれた項目である。しかし、それが患者や家族に十分に伝わっていない現実が示されている。家族の項目は、インフォームド・コンセントの法理念には含まれていない。しかし、家族は治療の協力者であり、援助者の一員であるから、守秘義務の原則に反しない限り、適切で十分な説明が求められていることを示している。医師法二十三条においても、保護者に対する療養方法の指導を義務付けている。そして高村は、医療側に対して、次のような要望をしている。「時間をかけて行われる治療の中では、漠然とのしかかる不安の中で受診する側の心情を理解し、問題を共有しながら、共に考えていくという作業を加えることで、本人、家族の不安や不信は多少なりとも払拭され、よりよい関係性が構築されていくのではないだろうか」。前節で説明の必要性を述べたが、その中で治療者 - 患者関係を樹立し、患者の治療動機と治療意欲を高めることも含まれるとした。しかし、この要望がなされるということは、それらのことが十分に行われていない現状を示しているのであろう。法的に求められる説明内容は、前記の国連原則あるいは厚生労働省の「診療情報の提供等に関する指針」に言い尽くされているが、その他に患者や家族の不安に耳を傾け、そこから出てくる疑問に対して誠実でかつ希望を失わないように応えることが求められる。彼らに不安をもたらしている疑問として、次のようなことをしばしば耳にする。それらは、「果たして治るのか治らないのか」、「治るのにどれくらいかかるのか」、「学校へ行けるのか」、「結婚できるのか」、「就職できるのか」、「子供をもっても良いのか」などである。それらは、病状の見通しであり、それが患者と家族の人生経路に与える影響についての質問である。それらの質問は、インフォームド・コンセントの法理念から回答を義務付けられた質問ではない。しかしそれらの質問への回答は、彼らとの治療関係を樹立し、彼らの治療動機と治療意欲を高めるためには避けて通れない。

三．いかに説明するか

アッペルバウムによれば、インフォームド・コンセントの法理念から見ると説明の技法には二つある。イベント・モデルとプロセス・モデルである。

イベント・モデルでは，患者の意思決定をある時点に起こるイベントとして捉える。このイベント・モデルでは，インフォームド・コンセントの法に求められる説明を患者に告知し，その同意を得るイベントと考える。そのこと自身は，インフォームド・コンセントの法に合致している。しかしこのモデルでは，患者がその説明をどのように理解して自己の生活信条や生活方針に照合して判断を下したのかは重要なことではない。1回の説明でも，患者の同意が得られればそれで十分という考え方である。極言すれば，同意書に署名を貰えば事足れりとする立場である。このモデルでは，患者の役割は次のプロセス・モデルに比べて受動的である。

それに対して，プロセス・モデルでは，患者の意思決定を患者と治療者との絶え間のないかかわりの中の一要素と捉える。したがって，患者との情報交換は治療者‐患者関係を通じて行われなければならないと考える。このモデルでは，患者の役割はより積極的である。患者は，治療者に質問を行い，治療者はそれに答える相互のフィードバックによって，患者は説明を理解し，それを自己の生活信条や生活方針と照合することができる。さらに，そのフィードバックを通して，患者の生活信条や生活方針を治療者側に理解させることができる。その結果得られた種々の選択の中から治療法を決定する。その治療効果や満足度を治療者側にフィードバックすることによって，次の治療段階へと向かう。このモデルでは，治療は患者と治療者の共同作業となる。アッペルバウムは，このプロセス・モデルに基づいて治療段階を見ると次の五つの段階に分類できるとしている。①治療者と患者との関係を確立すること，②問題を規定すること，③治療のゴールを確認すること，④治療へのアプローチを選択すること，⑤フォローアップすること，である。

第一段階は治療者と患者の関係を確立することである。初診の患者にとっては，どのような診断をつけられて、どのような治療を提案されるかよりも、むしろこの治療者に治療を任せても大丈夫であるかどうかという不安が大きいであろう。患者が治療者を信頼しても良いかどうか迷っている時、あるいは治療関係が確立していない時に、患者の将来にとって致命的となり、患者に恐怖や不安を与えるような診療情報を無造作に告知するのは適切ではない。初診の段階では、治療情報は患者に受け入れられ、治療関係を確立し、治療意欲を持ち、希望を失わないように伝えられる必要がある。たとえば、初診時に統合失調症の病名を告知することが適切かどうかは、患者の受け取り方を十分に見極めた上で慎重に判断されなければならない。統合失調症にまつわる誤解や偏見が患者自身にも家族にもある中で、それを告知することは安易にできることではない。医学的事実に反する情報が提供されてはならないことは当然であるが、事実に基づいて、なおかつ患者が希望を失わずに治療に取り組むように説明がなされなければならない。統合失調症の病名告知は、治療関係が確立し、患者が治療に取り組むようになった時に、その病名にまつわる誤解や偏見を取り除きながらなされるのが適切であると考える。

第二段階は問題を規定することである。医者は患者がどんな病気をもっているかに関心をもっているが、患者はそれよりもむしろ日常生活に支障をもたらしているものに関心がある。したがって、何を治療するかは単なる医学的問題ではない。症状があれば、それがすなわち治療対象であるとは限らない。患者にとって何が問題であり、何を治療したいと思っているのかが明らかにされなければならない。疾病認識の乏しい患者の場合にも、何が治療できるのかを伝え、また何を治療すべきであるのかを話し合い、治療対象を明確にすることによって、共にそれに取り組むようにする必要がある。

第三段階は治療のゴールを確認することである。患者が非現実的なゴールを持っていることは稀ではない。また、患者が積極的に治療に協力することなしに、治療者が治してくれるものと思っている場合も少なくない。このことは、治療者がパターナリズム的（保護者的）な治療者・患者関係に拠っている場合に現れやすい。希望はいかなる段階でも、いかなる時においても治療の大きな要素である。現実から外れないで、なおかつ希望を失わないで取り組める治療ゴールを患者と共に見出していくことが必要である。

第四段階は治療へのアプローチを選択することである。この段階では、治療ゴール、治療方法、代替方法、治療による利益とそれにともなう危険、治療しなかった場合に起こること、などを患者が理解し、その生活信条や生活方針に照合して選択できるように情報提供する。これは、一方的な告知ではなく、治療者・患者関係に基づくフィードバックによって達成される。

第五段階はフォローアップである。治療結果が評価されて、それによって治療方法や治療ゴールが変更になる場合がある。この治療結果の評価は単純ではなく、治療によって自覚症状としては不快感が増大したり、症状が転換して別の症状を呈するために治療ゴールを変更する必要に迫られることがしばしばある。不快な自覚症状の発現や症状の転換についても、患者に納得できる説明がなされなければならない。副作用の発現についても十分にモニターされなければならない。そのためにも、副作用の発現を治療者にフィードバックできる治療者・患者関係が維持されていなければならない。

以上のように、プロセス・モデルに基づくインフォームド・コンセントの段階を通して、患者は治療者と共に自らの病気に対峙し、それを統御していく意思を確立し維持していくことになる。それは、治療者から見れば信頼に基づいた治療関係を確立し維持していくことになる。

すなわち、プロセス・モデルのインフォームド・コンセントは、治療関係の一部であり、それとは別個の法律的行為としてあるわけではない。このように、プロセス・モデルはインフォームド・コンセントの法理念から出発しているが、臨床実践から見ても、治療者と患者が共に目的とすべき臨床理念を示している。それに反して、イベント・モデルは、インフォームド・コンセントの法理念には合致しているが、患者の関与を契約書の署名人として以上には見ていないという意味ではやや非人間的な印象を与える。

筆者は、この説明することの重要性に鑑みて、患者や家族への説明には、病気についての既存の説明冊子ばかりではなく、療養の仕方や自己対処の仕方などについての説明書を自ら作成して用いている。さらにまた、内科医がレントゲン写真を説明するように、診察室の壁面に白板を設置して、病気の全体の経過の中で患者がどの辺りにいて、その位置ではどのような療養が必要であり、今後はどのような見通しになるかなどを説明している。

第5章 リハビリテーションの見通しをどう伝えるか

一．なぜ見通しを伝えるのか

精神医療ないしその他の精神科臨床サービスを受けようとする人は、どのような気持ちで私たちの前に現れるのであろうか。多くの人々は、長い間の躊躇の末に現れ、面接を受けることそのものに不安を感じているばかりではなく、その結果伝えられることにも不安と恐怖を感じているように思われる。その躊躇をもたらすものとして、世間の偏見を恐れていることや自らの敗北感にさいなまれていることなどが語られることが少なくない。

さらに、診断面接の結果伝えられる病名に、何の予備知識もなければ不安と恐怖が募ることであろう。その病名が世間の偏見にまみれたものである場合には不安と恐怖は強いであろう。さらに本人自身がその偏見に蝕まれている場合も少なくなく、その場合には不安と恐怖は一層募ることであろう。それに加えて、彼らには、その病気が治るのか治らないのか、その病気はどのような経過をたどるのか、その病気によって自分の生活と人生がどのような影響が受けるのかなどについて見通しが立てられないこともまた不安をもたらしていると思われる。このように、精神障害者は疾患とそれのもたらす障害に対して、さまざまな偏見と敗北感と見通しの立たない不安を抱いていると思われる。その不安が疾患と障害に対する否認につながったり、時には、絶望へと陥り自ら死を望むようになることすらある。ディーガン（Deegan, P.）[5]は臨床心理学者であるが、自らが統合失調症に罹患した体験から、それに罹患した当初にはそのことを否認し、次にそれを受け入れて絶望し、その後に希望によって新しい生き方を獲得したとしている。彼女は、このように新しい生き方を獲得していくことをリカバリー（recovery）と呼んでいる。

したがって私たちは、精神障害者が自らの疾病に絶望することなく、希望をもってリハビリテーションに取り組むように、その障害とリハビリテーションの見通しを伝えなければならない。

二．患者と疾病との相互作用

かつて統合失調症は、その経過の途中で一時的に寛解することがあっても、究極的には脳内に起こる疾病固有の内発的機序によって特有の人格荒廃に陥るとされてきた。そして、統合失調症を患う者は、脳内の内発的機序に対してなす術もない非力な犠牲者であり、自ら闘病し自己回復力を発展させることはほとんどできないとみなされてきた。しかし近年、統合失調症の長期経過は、その疾病概念が打ち立てられた当時のように悲観的なものではないことが明らかになってきた。また一方では、近年に至り統合失調症の症状が軽症化してきたことが数多く報告されている。このように統合失調症の長期経過が比較的良好であることと統合失調症が軽症化してきたことを背景として、統合失調症の成因論に進歩が見られるようになった。その一つとして、チオンピ（Ciompi, L.）[4]はシステム論的統合失調症生成論を提唱した。それによれば、急性精神病エピソードを発病した後に、その患者がどのような疾病経過を辿るか、すなわち寛解に至るのか人格荒廃に至るのかは、単に脳内の内発的機序のみによって決まるのではなく、心理的要因、家族的要因、社会的要因が相互に作用し合うことによってもたらされるのである。心理的要因が疾病経過に影響するとすれば、統合失調症に罹患している患者は、単に脳内の内発的機序による非力な犠牲者ではなく、彼らがその疾病にどのように対処しているかが重要である。ベーカー（Böker, W.）[1]は、統合失調症に罹患している患者自身が、それぞれに自己の疾病に対処していることを明らかにした。彼によれば、多くの統合失調症の患者は次の四つの点で自己対処の努力をしているると述べている。①基底障害と疾病の前兆を代償しようとしている、②持続性の陽性症状を最小限にしようとしている、③精神病から生じる障害やハンディキャップを克服しようとしている、④自我機能と社会機能を訓練しようとしている、としている。このように自己対応をしている患者は、従来の伝統的な治療関係の中で考えられてきたように、治療の単なる受身な受領者ではない。彼らは、医療専門家や家族と連携しながら、共にその疾病と闘う存在なのである。ブライアー（Breier, A.）[2]らおよびストラウス（Strauss, J.）[9]は、患者と疾病との相互作用が疾病の生成と経過に重要であるとしている。彼らによれば、患者は目的指向的存在であり、彼らの主観的体験は心理機構によって病相の変化を駆動するのを助けている。この考えは、チオンピによる統合失調症のシステム論的生成論とも合致している。

三、疾病に対する態度は予後に影響するか

前記のチオンピ、ブライアーら、ストラウスは、統合失調症の生成に心理的要因が関与していることを理論的に提示した。自らの疾病に対する心的態度がその疾病経過に実際に影響するかどうかは、一人ひとりの患者のリハビリテーションにとってきわめて大切な意味を持っている。ソスキス（Soskis, D.）[8]らによれば、精神病エピソードに対する肯定的態度は良好な予後と有意に相関していた。またマッグラシャン（McGlashan, T.）[6]らによれば、肯定的で統合的な態度は良好な予後と相関していた。特に、疾病と将来に対して否定的でない患者ほど、その予後もより良好であった。さらに八木ら[10]は、薬物療法における自己回復試行についての調査を行い、次のように結論している。すなわち、精神疾患の回復の中核をなすものは、生物学的修復過程（いわゆる自然治癒力）と認知・行動的水準における自己回復試行との相互作用の結果であり、向精神薬を含めてあらゆる治療はこの自律的な修復過程に介入することによって、回復を促進（ないし阻害）しつつ、患者の薬物（治療）体験を修飾するものであるとしている。この考えによれば、薬物療法は疾病過程へ直接に影響するのではなく、自然治癒力と自己回復試行を補強するものなのである。以上述べたように、疾病に対しても将来に対しても悲観的にならずに肯定的に対応することが、疾病経過に良好な結果をもたらすと考えられるのである。

四．家族の態度は予後に影響するか

一九五〇〜一九六〇年代に、統合失調症の家族研究が盛んに行われた。その結果、フロム・ライヒマン(Fromm-Reichman, F.)の統合失調症源性母親説、ボーエン(Bowen, M.)の多世代間伝達説、ベイツォン(Bateson, G.)の二重拘束説、ウィン(Wynne, L.)の偽相互説などさまざまな家族因説が風靡した。しかし、これらの家族因説に基づく治療法は、いずれも成果を挙げることができなかった。しかもこれらの仮説は、家族を統合失調症の治療の協力者として見るよりも、むしろ病気の原因として見る方に視点が傾きがちであり、その意味で統合失調症の患者を身内に抱える家族の苦悩と労苦に対して十分に配慮していたとは言い難い。しかし、イギリスのブラウン(Brown, G.)ら[3]によって始められた家族の表出感情(ＥＥ)に関する実証的研究は、家族によって表出される感情(ＥＥ)が統合失調症の再発に大きく影響していることを明らかにした。すなわち、攻撃性、非難がましさ、過干渉などの表出感情(ＥＥ)が高い家族では高い再発率が見られたのに対して、それらの表出感情が低い家族では再発率が低かった。また、それらの表出感情の高い家族との接触時間が多い患者ほど再発率が高かった。このように、家族の表出感情は統合失調症の予後に影響していることが明らかとなった。この結果をどのように理解できるであろうか。大島[7]は、次のように理解できると述べている。①高ＥＥは、慢性疾患患者を身内に抱えたことに伴なう一般的な情緒反応で、一種の対処スタイルである。②高ＥＥは、病気や症状、治療法、社会資源、対処資源に対する知識・情報の不足によってもたらされる。③高

ＥＥは、不慣れな対処方法、不適切な対処技術の結果もたらされる。④高ＥＥは、家族資源の貧困によってもたらされる。⑤高ＥＥは、家族の主観的な生活負担のバロメーターである。このように統合失調症の患者を抱えた家族は、心理的にも、社会的にも、経済的にも多くの負担を負っている。家族に対するこの負担を軽減することができるならば、統合失調症の患者に負荷されるＥＥもまた軽減されるであろう。このように、不安と生活負担にさいなまれている家族に対して適切な見通しと共に協力関係を結ぶことができるならば、家族の不安と負担感を軽減することに役立つであろう。それによって、統合失調症の経過にも良い結果をもたらすと考えられる。

五．いかに見通しを伝えるか

リハビリテーションの見通しは常に不確実性を含んでいる。疾病経過は、前記のチオンピのシステム論的生成論にあるように、生物学的要因、心理的要因、家族的要因および社会的要因の相互作用によってもたらされる。社会的要因には、偶発的出来事なども含まれるので、リハビリテーションの見通しには偶然性も内包されてくる。しかし見通しが不確実性を含むからと言って、それを伝える際に患者や家族に不安を与えてはならない。前述したように、疾病と将来に対する悲観的態度や絶望感はリハビリテーションの結果に良い影響をもたらさない。また前述したように、疾病と将来に対する肯定的態度は、リハビリテーションの結果に良い影響をもたらすので、患者が希望を失わないでリハビリテーションに取り組むように見通しを伝えなければならない。

私たちは見通しの単なる預言者ではない。私たちは、より良い見通しに向かって患者と共に歩む協力者でなければならない。すなわち、その治療関係を築く一環として見通しが伝えられなければならない。

第6章 統合失調症患者への病名告知

一．四つの問題点

統合失調症の病名告知の問題を考える時に、いつも気になっていたことがある。それは、急性症状を呈して医療保護入院や措置入院など非自発性入院した患者の場合、急性症状が治まり退院するまでに、彼らの方から病名を聞いてくることが比較的少ないということである。幻覚妄想、精神運動興奮、昏迷などの急性症状が消褪し、自宅への外泊を繰り返すほど病状の改善が見られていても、さらには退院の時期を相談するほどまでに至っても、なおかつ彼らの方から病名を尋ねてくることは少ないように思われる。そのことは、低血糖性昏睡やくも膜下出血による意識障害などの身体疾患によって非自発性に入院した患者がその意識が回復して、自らが病院のベッドに横たわっているのに気づいた時に、自らに何か起こったのか、その原因は何なのかを知ろうとすることとは対照的である。統合失調症患者は急性症状が消褪した後でも、なぜ自らの入院理由や病名を知ろうとする言動が見られないのか。このことが、統合失調症患者への病名告知の問題を考える鍵であるように思われる。

統合失調症患者にはその急性症状が消褪した後も自らの病名を知ろうとする言動が見られない理由として、次のようなことが考えられる。第一に、急性症状は消褪していても、なお疾病認識が回復したとは言えず、入院していること、服薬していることなどの現実を認識していない場合である。あるいは、そのような現実に無関心である場合である。現実を認識していないという意味では、急性症状の消褪した患者が「自分は病気のふりをしていた」と詐病を主張するケースがあることが知られている。このようなケースの場合、十分な疾病認識をもっているとは言えない。第二に、ある程度の疾病認識はあるが、病名を尋ねることによって自らが精神疾患に陥ったことを再認識することを恐れている場合である。私はかつて急性症状の寛解期前期に「自分は気ちがいじゃないよね」と繰り返し確認してくる患者に出会ったことがある。つまり精神疾患にまつわる偏見に彼ら自身が怯えている場合である。このことは、土居[1]が「正気づくことは患者にとって病的体験に匹敵するくらい、もしかするとそれ以上に震駭的な体験である」と指摘しているように、寛解期こそ統合失調症患者の心理的危機であることを示している。第三に、われわれ医師の側にある病名告知を避けようとする態度を患者の側が感じとり、それを回避している場合である。第四に、医師が権威主義的で患者に対してはパターナリスティックに振る舞うために、患者が医師に病名に限らず医療の内容を尋ねることを恐れている場合である。

以上の四つの理由は、いずれも統合失調症患者への病名告知の問題点を表している。したがって、四つの理由を病名告知の際の問題点として整理すると次のようになる。第一の理由は、疾病認識がないかあるいは乏しくて告知内容を理解することが困難と思われる患者に病名告知することにどれだけの臨床的意義があるのかという第一の問題点を示している。第二の理由は、統合失調症を含む精神疾患に対する社会的偏見が満ちあふれた中で病名告知のもたらす心理的危機に患者は耐えうるのかという第二の問題点を示している。第三の理由は、病名告知についての医師の側の方針が一定していないために医師はそれを避けようとしている現状が第三の問題点を示している。第四の理由は、医師がインフォームド・コンセントの原則を理解していない場合があるという第四の問題点を示している。

以上四つの病名告知に関する問題点のうち、第四の問題点は今後ともインフォームド・コンセントの原則を周知していかなければならないことを示している。また第三の問題点は、現状では医師の側が病名告知について一定の方針を示し得ないことを示しているので、今後とも議論を進めて一定の指針を示していかなければならない。第一の問題点について言えば、患者側に告知内容の理解が得られないか乏しいとしても、できるだけ患者が理解できる言葉で繰り返し説明し告知することが精神療法を含む治療関係の原点であり、その進行にとって重要である。しかしその際、第二の問題点である病名告知による心理的危機をいかに回避するかである。

このように考えると、統合失調症の病名告知の問題は、どの病相期に、どのような言葉で告知するかに絞られてくる。

二．告知の実際

筆者は、急性精神病状態と寛解期前期には、統合失調症という病名を告知しても理解が困難であるのみならず、心理的危機を招来ないし助長する恐れが大きいので避けるべきであると考える。ファーデン（Faden,

R.R.）らは[2]、インフォームド・コンセントの除外例として、医師が患者に重要な情報を開示することによって有害な結果をもたらすと考える場合には情報開示をさし控えてもよいとする考え方があることを記している。この考え方に従えば、この時期における統合失調症の病名告知を回避してもよいのではないかと考える。しかし治療関係の樹立の努力が必要であり、そのためには患者にとって理解しやすく受け入れやすく、かつ心理的危機を招来しにくい病名ないし病気の説明で良いのではないかと考える。この時期には、たとえば、「神経が過敏になっている」、「神経のバランスを崩している」、「神経が混乱している」などが平易で受け入れやすい言葉ではないかと思われる。しばしば使われている「神経衰弱」は、平易な言葉というより専門語で患者を煙に巻く印象がある。また急性精神病状態が消褪し寛解期前期になると、時には自分の病名を尋ねてくる患者がいる。しかし寛解期前期では、疾病認識は乏しく、病名を受け入れるだけの心理状態にあるとは言えず、また治療関係も十分に成熟していないので、統合失調症の病名告知はまだ回避した方がよいと考える。次の寛解期後期に至り、治療関係も安定し、病名告知による心理的危機が少ないと判断される時には、統合失調症の病名告知をするべきであると考える。その場合も、患者の心理的危機をできるだけ回避するために、次のことが留意されなければならない。①統合失調症は世間で一般に言われているように不治の病ではなく、治療の発達によって多くの人が回復するようになったことなど、統合失調症にまつわる誤解と偏見をできるだけ除去するようにすること、②治療を続けるならば、多くの人が社会生活を営めるようになるだけではなく、結婚して家庭生活を営むこともできること、③しかし再発の恐れがある病なので、服薬を続けて、体や心の不調を感じた時には、早めに主治医に相談すること、などを説明することが必要である。

第7章 家族との情報交換のあり方

一．家族への情報提供と守秘義務との相克

医師の守秘義務については、ヒポクラテスの誓言にあるように、ギリシャ医学の時代からすでに医師の倫理とされてきた。我が国では、医師の守秘義務が法律的に規定されたのは、明治四十年（一九〇七年）に刑法が制定され、その第一三四条に「秘密を侵す罪」が規定されたことによる。また精神保健・医療・福祉にかかわる専門職として、医師、精神保健福祉士、社会福祉士、保健師・看護師、作業療法士などの職種の基盤となる法律によっても守秘義務が規定されている。精神保健福祉法においても関係職員の守秘義務が規定されている。社会復帰施設の職員に対しては、行政通知（健医精発第十七号、一九八八）として守秘義務が規定されている。さらに、それら職員が公務員である場合には、国家公務員法ないし地方公務員法において守秘義務が規定されている。このように、われわれ精神保健・医療・福祉にかかわる職員はすべて、守秘義務に従うことが法律的に規定されている。

しかしその一方では、守秘義務の違法性が問われない場合もあるとされている。それは、本人が個人情報の

伝達を承諾した場合、伝染病予防法のように届出が法的に義務付けられている場合、法廷で証言する場合などがある。さらに、民法二八〇条に基づき親権の行使として親が子の秘密を尋ねた場合には、その親に子の秘密を告知することは、米澤[12]によれば、子の訓育上必要と認められる範囲では許容されると解釈されている。高田[10]は、その場合も、不利益となることが明らかな告知は違法となるとしている。また医師法第二十三条では、医師は診察した時には、本人又はその保護者に対して療養の方法その他保健の向上に必要な事項の指導をしなければならないとしている。すなわち、保護者に伝えられるべきことは、療養の方法と保健の向上に必要な事項としている。自殺の危険性については、当然ながら、この保健上に必要な事項と考えられるので、保護者に伝えてその対応を共にすべきであろう。さらに、家族に危険が迫っている場合にその危険性を告知することについて、高田[10]は刑法第三十七条の緊急避難に相当するので違法性はないと述べている。このことは、医師が家族に対して治療の協力を求めるにしても、ある種の患者情報を家族に伝えることが含まれていると考えられる。

以上述べたように、家族への情報提供と守秘義務との関係は複雑な相克を呈している。そのことは、さまざまな精神科臨床サービスの現場において家族への情報伝達のあり方に混乱を招いている。

二 精神科臨床サービス施設における家族への情報伝達の混乱

筆者ら[3]の調査によれば、患者家族から患者情報を求められた時の職員の対応は、次のとおりであった。最も多かったのは、必要最小限に答えるとする者であり三八・四％を占めていた。次に全て答えるとする者が二二・九％、患者の同意があれば答えるとする者が一九・六％、緊急時のみ答えるとする者が七・六％、一切答えないとする者が〇・二％、その他の者が二〇・七％を占めていた。このように全てを答えるとする者が二割以上見られ、患者の同意の上で答えている者は僅かに一九・六％にしか過ぎなかったことは、守秘義務は原則として家族への患者情報伝達の際にも適用されることが十分に認識されていないことを示していると思われる。次に、必要最小限に答えるとする者について職種別に見ると、精神科医五一・三％、作業療法士四四・四％、心理職四二・七％、精神保健福祉士二六・五％、看護師・保健師二六・二％とばらつきが多かった。また「全て答える」とする者について職種別に見ると、作業療法士で二九・六％、精神科医二一・七％、看護師・保健師二一・四％、精神保健福祉士一七・六％、心理職一〇・七％とばらつきが大きかった。さらに、患者の同意を得て答えているとする者について職種別に見ると、最も多かったのは精神保健福祉士が三〇・九％、次に心理職が二五・三％、看護師・保健師が一九・〇％、精神科医が一八・四％、作業療法士が九・三％と続いていた。このように家族から患者情報を求められた時の対応は、職種によって異なっていた。それを職場別に見ると、必要最小限に答えるとするのは、診療所、保健所、精神保健センターでは四六・七％、病院では四五・〇％、小規模作業所では一三・六％、その他の社会復帰施設では七・一％であった。「全て答える」とするのは、小規模作業所では最も多く三七・九％、その他の社会復帰施設では二一・四％、病院では二一・二％、保健所・精神保健福祉センターでは二〇・〇％、診療所では一三・三％であった。患者の同意を得て答えているとするのは、診療所で最も多く四〇・〇％、次いでその他の社会復帰施設二一・四％、保健所・精神保健福祉センターが二〇・〇％、小規模作業所で一九・七％、病院では一四・九％と続いていた。このように家族からの患者情報を求められた時の対応は職場によっても大きく異なっていた。

以上述べたように、家族に対する患者情報の提供のあり方の現状は大きく混乱していることが明らかである。何らかの指針が求められる由縁である。筆者らが行ったこの調査の中でも個人情報伝達に関する指針の設定を求める者は精神障害者の四二・一％、家族の四四・二％に見られた。そのような指針をつくらなくてもよいとする者は僅かであり、精神障害者で五・〇％、家族で九・三％にしか過ぎなかった。

三、拡大守秘義務と家族への情報提供

イギリスのジョセフ（Joseph, D.）ら[7]は、絶対的守秘義務は原則として望ましいことではあるが、それは一つのフィクションに過ぎないとしている。彼らは患者の基本的人権、患者への適切な医療の提供および家族・社会との関係の三つの平衡の上に適切な守秘義務のあり方を探究していかなければならないとしている。患者が医療機関を受診した場合に、その診断と治療は担当医が一人で行えるわけではなく、看護師、臨床検査技師、レントゲン技師など多くの専門家の協力が必要である。それが患者に適切な医療を提供するために必要であることは患者にも認識されていると考えられるとしている。ウィング（Wing, J.）[11]は、このように患者が一つの医療機関を受診した場合に、適切な医療を提供するために個人情報が伝達される範囲は拡大守秘義務としてすでに定着しているとしている。

筆者ら[3]は、精神障害者とその家族に対して、同意なしに個人情報を知らせてよいと考える範囲を質問したと

ころ次の結果を得た。同じ施設内の職員は、精神障害者の六七・五％および家族の八〇・五％が患者の同意なしに患者情報を知らせてよいとしていた。また世話をしている家族については、精神障害者の五八・四％および家族の六九・六％が患者の同意なしに患者情報を知らせてよいとしていた。つまり、精神障害者と家族の過半数は、同じ施設内の職員と世話をしている家族は拡大守秘義務の範囲と考えていることを示していたと考えられる。

四．家族連携と守秘義務との関係についての近年の動向

精神保健・医療・福祉の従事者にとって、患者のプライバシーの保護と家族との情報交換によって疾病の再発防止や予後の改善を図ることとの均衡をどのように保つかは重要な課題である。この課題について、諸外国の動向について若干述べる。

イギリスでは、スズマクラーとブロック（Szmuckler,G. I., Block, S.）[9]は、守秘義務は絶対的ではなく、それに拮抗する利益によって侵犯されることが正当とされる場合もあるであろうとしている。そして、患者の同意なく患者情報を家族に伝えることができる場合として、次の二つの場合があるとしている。それはまず第一に患者の利益であり、第二に家族の利益である。第一の患者の利益とは、患者の健康と福祉にとって危険であり、患者にはその判断する能力が失われていて、家族へ告知する以外の手段がなく、家族へ告知しなければ患者の自由がより大きく制限を受ける場合である。第二の家族の利益とは、家族の福祉に対する危険がある場合であ

る。しかし、患者の同意なく患者情報を家族に提供する場合も、その情報はその置かれた状況に対応できる必要最小限にとどめるべきであるとしている。

オーストラリアでは、ファーロング（Furlong, M.）[6]らは、同国における守秘義務に関する法律を詳細に見ると、それを不可侵のものと考えるべきではなく、むしろそれは臨床家と家族の協力を促進すると解釈できる可能性があるとしている。彼らによれば、精神病患者の家族はサービスの利用者である側面とサービス提供者である側面の両方をもっているとしている。したがって、守秘義務の問題は臨床家が患者と家族の間に質の良い関係を発展させる契機となるとしている。

アメリカ合衆国では、ペトリラとサドッフ（Petrila, J. P., Sadoff, R. L.）[8]は、同国での実情を次のように報告している。精神医療の専門家は、精神疾患の患者の家族に対する支持的役割の重要性について次第に認識するようになってきた。しかしそれにもかかわらず、家族は患者の世話をしている場合にでも、患者についての情報をほんの僅かしか得ていないと言い続けているとしている。彼らによれば、患者についてのある種の情報は、法的原則および倫理的原則に違反することなしに、患者の世話をしている家族と分かちあうことができるし、また分かちあうべきであるとしている。すなわち、法的に見ると、患者の世話をしている家族にその世話に必要な情報を提供しないことは医療過誤訴訟の対象となる可能性があるとしている。また倫理的に見ても、患者の世話をしている家族はすでにその患者が精神医療を受けていることを知っているのであるから、患者と治療者の間に行われている会話の内容を暴露することなしに、その家族に対して薬とその効果、症状、退行現象やそれに関連した情報を提供することができるとしている。またフランセル（Francell, C. G.）[5]らは、アメリカ合衆国における守秘義務に関する法律は患者の基本的権利を擁護するようにつくられているが、彼らの世話をしている家族の責任には適合していないとしている。しかしアメリカ合衆国では、近年に至り、個人の基本的権利として硬直した守秘義務の観念に変化が現れ始めた。ディリエンツォ・キャラハン（DiRienzo-Callahan, C.）[2]は、患者の世話をしている家族にその世話に必要な情報が提供できる方向にカリフォルニア州リバーサイド郡の精神保健法が改正されたことを報告している。それによると、まず誰が世話をしている家族であるかを明らかにし、次に患者が情報提供を拒否する場合にはその理由を明らかにし、基本的医療情報を家族と分かちあうように交渉することとしている。すなわち、患者の情報提供拒否権を絶対化しない方向に改正されたことを示している。またこの改正で強調されたこととして、守秘義務は職員が世話をしている家族から情報を得ることを禁止していないことを明記したことを報告している。またボガルト（Bogart, T.）[1]は、アメリカのいくつかの州では患者の同意を得なくても家族に対して患者情報を提供できる例外を認めていると報告している。その中で、ニューハンプシャー州とアイオワ州では、次の条件があれば患者の同意を得なくても、世話をしている家族への情報提供ができるとしている。その条件とは、①職員は、その家族が直接に患者の世話をしていることを明らかにできること、②伝達される情報は患者を世話するのに必要であること、以上の二つである。

五．家族との情報交換の実践的指針

先に述べたように、筆者ら[3]の調査では、精神保健・医療・福祉従事者の間に個人情報の伝達のあり方に混乱が見られ、また精神障害者および家族の多くが個人情報伝達の指針の設定を望んでいた。そのため筆者ら[4]は、平成十四年度厚生労働省こころの健康科学研究事業において「地域ネットワークの形成における個人情報伝達に関するガイドライン」を報告した。その報告に基づいて、家族への患者情報の伝達のあり方を具体的に述べる。

①患者が成人であるならば、家族へ患者情報を伝達する場合には、原則として、患者の同意を得てから行う。

②患者が同意できる病状にない場合や患者が同意しない場合でも、患者の世話をしている家族からの要請があれば、病名、病状、治療法、予後、療養上注意すべきことなどの医学的基本情報および家族に期待される役割など患者の療養に必要な情報を伝達できると考えられる。その場合には、患者と治療者の間に直接に交わされた会話をそのまま伝達することは避ける。

③重篤な疾患ないし外傷から患者を守るために必要な場合に、患者の世話をしている家族には上記の医学的基本情報を伝達できると考えられる。

④自殺・自傷ないし他人への危険が迫っている場合にも、患者の世話をしている家族には上記の医学的基本情報を伝達できると考えられる。

⑤患者が未成年であれば、その親権者に上記の医学的基本情報を伝達できると考えられる。

以上は、筆者らが厚生労働省から委託によって実施した研究から同省へ報告した内容の一部である。今後、我が国においても、個人情報伝達のガイドラインが制定されることが望まれる。

さらに、家族との情報交換に関しては、上記の法律的および倫理的配慮だけではなく、臨床的配慮も必要である。患者家族からしばしば、患者を抜きにして治療者に情報を入れたいあるいは情報を聞きたいという要望がある。しかし、そのことは、患者との治療関係を維持し発展させるためにできるだけ避けることが望ましいと考えられる。そのような要望が家族からあったならば、患者との同席面接を提案し、その場でそれらの情報を分かちあうことこそ、その後の治療関係の発展、さらには患者の治療動機を高めることにも有効であるように思われる。

第8章 地域ネットワークの形成における個人情報の提供と守秘義務との関係

一．問題の所在

地域ネットワークを形成するためには、それを構成する組織ないし人々の間で、迅速で正確な個人情報が伝達されなければならない。しかし一方では、多くの専門職には守秘義務が規定されている。したがって、地域ネットワークを形成する場合に個人情報の伝達と守秘義務が相克することは稀ではない。さらにボランティアには、守秘義務が法的に規定されていないが、彼らを地域ネットワークに含める場合にはどのような注意が必要とされるかという問題も解決されてはいない。

私たち(4)は、上述の問題意識から、地域ネットワークをより円滑に形成できるようにすることを目的として、地域ネットワークの形成と守秘義務との関係についての問題点を明確にし、それによって個人情報伝達の際に準拠すべきガイドラインを作成することを目標として研究を行ってきた。以下にその研究結果の概略を述べる。さらに、その研究結果から「地域ネットワークの形成における個人情報伝達に関するガイドライン試案(5)」を作成したので、それを添付する。

二．日常診療における守秘義務への対応の実態

アッペルバウム（Appelbaum, P. S.）ら[2]は、守秘義務に関する論文のほとんどすべては絶対的守秘義務（absolute confidentiality）への期待は非現実的であるとしているが、どのような状況でどの程度に守秘義務が犠牲になるべきかについては議論が多いとしている。私たちの調査[4]においては、守秘義務に対する態度は職種および職場によって大きく異なっていた。

三．情報開示との関連

シュレンスキー（Shlensky, R.）[8]は、もし患者が自身の診療録に何が記載されているかを知ることなしに、その内容を伝達することに同意した場合に、それは真の同意と言えるであろうかと問題提起している。すなわち、個人情報の開示と個人情報の伝達の同意とは切り離すことができない関係にある。私たちの調査[4]では、精神障害者が自分についての個人記録を「見せてもらったことがない」とする者が八三・六％であるのに対して、それを「ぜひ見たいと思う」とする者が二九・七％、「必要な時は見たい」とする者が四七・五％であった。すなわち、精神障害者は、その個人記録の開示への要望は高いが、臨床での対応はそれからかなり乖離していた。

四．ボランティアとの個人情報の共有化の問題

精神保健・医療・福祉領域におけるボランティアの参加は盛んであり、彼らの活動は精神障害者の援助の上で多くの成果を上げている。さらにまた、ボランティア活動を通して精神障害者に対する偏見が解消されている面も大きい。しかし一方では、守秘義務を法的に義務づけられていないボランティアと精神障害者の個人情報を共有化できるか否かは法的にも倫理的にも大きな問題である。ペトリラ（Petrila, J. P.）[6]によれば、アメリカ合衆国では精神保健領域におけるボランティアは個人情報の漏洩による訴訟の恐れから減少しているという。

私たちの調査[4]でも、ボランティアに個人情報を「知られたくない」とする者は、精神障害者で三四・一％、家族で二四・〇％であった。同意を条件として「知られてもよい」とする者は、精神障害者で四三・一％、家族で五七・九％であった。すなわち、精神障害者も家族もボランティアへの個人情報の伝達には慎重を望む態度であった。また、職員のうち八九・一％はボランティアとの個人情報の共有化に慎重であることを示していた。しかしそれらの職員でも、ボランティアが守秘義務を守ることについて文書による契約を得ている者はわずかに八・一％にしか過ぎなかった。

五．守秘義務の準拠枠

私たちの調査[4]では、同一施設内あるいは他施設との個人情報の共有化の場合においても、職員の個人情報に対する取り扱いは多様であり、職種間でも相違が見られ、職員によって守秘義務の運用の準拠枠が異なっていることが明らかであった。

一九七九年、アメリカ精神医学会[1]は守秘義務に関する準拠枠を発表した。それによると、何人も患者もしくはその代理者の承認なしに次のことを行ってはならない。

①いかなる個人情報も患者を同定される事柄と共に何人にも開示ないし伝達してはならない。

②患者を同定できる事柄を何人にも開示ないし伝達してはならない。

③もし個人情報を開示ないし伝達しようとする人はそれを受け取る人がその情報によって患者を同定できると信じる理由がある時には、個人情報を開示ないし伝達してはならない。

また個人情報を開示できる場合は、次の二つであるとしている。

①十二歳以上の患者ないしはその代理者によって、個人情報の伝達ないし開示の同意が得られた場合

②患者が十二歳未満であるかもしくは同意能力を欠く（incompetent）場合には、患者の代理者（authorized representative）によって同意が得られた場合である。

また同意なしに開示できる場合として、次の六つを挙げている。

①サービス提供施設内
②サービス提供施設によって雇用されているのではない臨床スーパーバイザーないしトレーナー
③重篤な外傷ないし疾患から守る場合
④支払い事務ないし苦情処理に関係する場合には、そのサービスに必要な情報のみ
⑤患者が訴訟当事者である場合
⑥裁判所の命令による調査の場合である。

また二〇〇一年に、アメリカ合衆国は健康情報を守るために初めての連邦政府令（Standards for Privacy of Individually Identifiable Health Information, the Privacy Rule）(3)を制定した。それによると、患者と直接治療関係をもつケア提供者はケア提供の目的のために守られた健康情報を利用ないし開示する前に、患者の同意を必要とする。ただし、その例外は次の場合である。

①救急の場合には事前の同意を必要としない
②法律によって治療を求められている場合
③コミュニケーションが実質に取れない場合
④患者とではなく医師のみと情報交換をする検査者のように、患者と間接的な治療関係にあるケア提供者は健康情報をケア提供の目的のために、患者の同意を得ることなしに利用ないし開示することができる。

さらにPrivacy Ruleは、次の実施細則も規定している。

①もし患者がケア提供を行うための健康情報を利用ないし開示することを拒否する場合には、ケア提供者は

治療を断ってもよい

②患者の文書による同意は一度だけでよい

③同意書は簡潔に短く一般的な言葉でよい。その内容はケア提供のために情報が利用ないし開示されることを患者に知らせること、情報の利用ないし開示に制限を加えたり、同意を止めることができることを知らせて、それに日付と署名をもらうことを定めている。

すなわち、Privacy Rule は、従来は患者の同意を絶対化する傾向にあったのに対して、それを相対化した。

以上に見るように、わが国においても、今後、地域精神医療と地域リハビリテーションを推進するために、精神障害者のプライバシーの保護との均衡を図りながら、地域ネットワークを円滑に形成するために守秘義務の運用の準拠枠（ガイドライン）を作成することが求められている。私たちの調査[4]においても、「ガイドラインを作成しなくてよい」とする者はわずかであり精神障害者の五・〇%、家族の九・三%にしか過ぎなかった。

以上のことから私たちは、わが国の行政が個人情報伝達のガイドラインの作成をする場合の資料となるように、平成十四年度こころの健康科学研究事業の報告書に、そのガイドライン試案[5]を報告したので、それを以下に添付する。それによって、今日、臨床の場で起きている情報伝達と守秘義務に関する混乱に若干なりとも指針を与えることができれば幸いである。

六．地域ネットワークの形成における個人情報伝達に関するガイドライン試案

（目　的）

今後、我が国が地域精神保健・医療・福祉体制を充実していくためには、地域ネットワークを円滑に形成していかなければならない。その際には、患者情報が伝達されなければならないが、それは職員の側の守秘義務と相克する場合があり、またそれと患者のプライバシー保護との均衡を図らなければならない。現状では、守秘義務に関して職員の問題意識は必ずしも一定しているわけではない。また同一施設内或いは他施設との患者情報の共有化の場合においても、職員の患者情報の取り扱いは多様であり、職種間でも相違が見られる。したがって、地域ネットワークをより円滑に形成するために、職員の守秘義務の運用の準拠枠としてのガイドラインを定める。

（原　則）

（一）患者もしくはその法的代理者の承認なしに患者情報を患者が同定される事柄と共に何人にも開示ないし伝達してはならない。

（二）患者を同定できる事柄を何人にも開示ないし伝達してはならない。

（三）もし患者情報を開示ないし伝達しようとする人はそれを受け取る人がその情報によって患者を同定できると信じる理由がある時には、患者情報を開示ないし伝達してはならない。

（患者情報の開示ないし伝達ができる場合の原則）

（一）十四歳以上の患者ないしはその法的代理者によって、患者情報の伝達ないし開示の同意が得られた場合。
（二）患者が十四歳未満であるかもしくは同意能力を欠く場合には、患者の法的代理者によって同意が得られた場合。

但し、次の場合には、診療情報の開示を拒否することができる。
（一）対象となる診療情報の提供、診療記録の開示等が、第三者の利益を害する恐れがあるとき。
（二）診療情報の提供、診療記録等の開示が、患者本人の心身の状況を著しく損なう恐れがあるとき。
（三）前２号のほか、診療情報の提供、診療記録等の開示を不適当とする相当な事由が存するとき。

（同意なしに伝達できる場合）
（一）サービス提供施設内。
（二）患者の世話をしている家族からの要請がある場合には、病名、病状、治療法、予後、療養上留意すべきことなどの医学的基本情報及び家族に期待される役割など患者の療養に必要な情報。その場合には、患者と治療者の間に直接に交わされた会話をそのまま伝達することは避ける。
（三）重篤な疾患ないし外傷から患者を守るために必要な場合。
（四）自殺・自傷ないし他人への危険が迫っている場合。
（五）サービス提供施設によって雇用されているのではない臨床スーパーバイザー。
（六）司法機関からの法的根拠をもった文書による問い合わせには、その問い合わせ内容にのみ文書で回答する。

（七）支払い事務ないし苦情処理に関係する場合には、そのサービスに必要な情報のみ。

（個人情報の取り扱いについての細則）

（一）他の施設ないし専門職への伝達には患者ないし法的代理人の同意を得る。

（二）ボランティア、学生、研修生など守秘義務のない者への個人情報の伝達は行ってはならない。それらの人達へ個人情報を伝達することが必要な場合には、それらの人達に守秘義務を履行する確認書を取り、さらに患者本人ないし法的代理人から個人情報をそれらの人達へ伝達することについての同意を文書で得る。

（三）事例検討会においては事例が特定される表現を避ける。事例検討会に守秘義務のない人が加わっている場合には、事例検討会の後でその人に渡されていた事例記録は回収する。

七．個人情報伝達に関する同意書（例）

（同一施設内職員に対して）

施設長殿

私、［本人名ないし法的代理人］は、［サービス施設名］を利用するにあたり、私に対するサービスに必要な情報が当施設内において私のサービスに関わる守秘義務のある職員に伝達されることに同意致します。

日付

本人ないし法的代理人の署名

（他施設の職員に対して）

施設長殿

私、［本人名ないし法的代理人］は、私の病名、病状、治療法、予後、療養上の留意事項など医学的基本情報が、私に対するサービスを向上するために［他施設名］の守秘義務のある職員に伝達されることに同意致します。

日付

本人ないし法的代理人の署名

（家族に対して）

施設長殿

私、［本人名ないし法的代理人］は、私の病名、病状、治療法、予後、療養上の留意事項など医学的基本情報が、私の家族である［家族名］に伝達されることに同意致します。

日付

本人ないし法的代理人の署名

（守秘義務の規定されていない者に対して）

施設長殿

私、〔本人名ないし法的代理人〕は、私の病名、病状、治療法、予後、療養上の留意事項など医学的基本情報が、〔ボランティア名・学生名・研修生名〕に伝達されることを、上記の者が守秘義務を履行する誓約文書を確認した上で同意致します。

開示ないし伝達の目的：

開示ないし伝達の内容：

日付

本人ないし法的代理人の署名

（その他の者に対して）

施設長殿

私、〔本人名ないし法的代理人〕は、私の診断、検査、治療の過程で得られた情報が、〔対象名〕に伝達されることを、上記の者が守秘義務を履行する誓約文書を確認した上で同意致します。

開示ないし伝達の目的：
開示ないし伝達する内容：

日付
本人ないし法的代理人の署名

第9章 薬物療法と心理社会的療法の統合

一．はじめに

薬物療法と精神療法・心理社会的療法とはどのような関係にあるのであろうか。臨床的には、精神療法、疾病教育、自己対処技法の習得、家族調整、職場環境の調整などによって患者のストレス状況が緩和されると薬物を減量できることがある。逆に、患者がストレス状況に曝されている時には、薬物を増量する必要が生じることがある。このように、薬物療法と精神療法・心理社会的療法は臨床的には密接な関係にある。以下には、両者の関係についてストレス緩衝システムおよび神経可塑性の視点から若干の知見を述べてみたい。

二．ストレス緩衝システム

ウィングとモリス（Wing, J. K., Morris, B.）[12]は、統合失調症の慢性荒廃化には環境要因が影響していることを明らかにした上で、慢性荒廃化を防ぐために心理社会的リハビリテーションの重要性を強調している。彼らは、薬物療法はストレスに対する生体の保護作用をもっているとし、心理社会的リハビリテーションを進める上での薬物療法の必要性も強調している。

リバーマン（Liberman, R. P.）[7]は、統合失調症の発病と経過は精神生物学な脆弱性と社会・環境的ストレッサーと防御因子との複雑な相互作用によるとして、「脆弱性 - ストレス - 対処能力」モデルを提唱している。彼は、発病、再発、慢性荒廃化に対する防御因子として、次の四つを挙げている。①周囲からの支持、②ストレッサーへの対処技能の形成、③移行的プログラム（デイケア、作業所など）、④向精神薬、である。すなわち、薬物療法は精神生物学的な脆弱性と社会・環境的ストレッサーに対する防御作用があるとしている。

チオンピ（Ciompi, L.）[1]は統合失調症のシステム論的成因論を提唱し、統合失調症の生成過程は三相に分けられるとしている。第一相は、発病前生成期であり、生物学的要因と家族・社会的要因が相互作用して脆弱性が形成される。第二相では、脆弱性に加えて、さらに生物学的要因と家族・社会的ストレッサーが負荷することによって急性統合失調症エピソードをもたらす。第三相は急性統合失調症エピソードの後の経過であり、それが寛解に至るか、再発を繰り返すか、慢性荒廃状態に至るかは、その後の生物学的要因と家族・社会的ストレッサーの相互作用によるとしている。すなわちこのシステム論的成因論によれば、統合失調症の慢性荒廃化は必ずしも脳神経系の内因性過程の進行によるものではない。彼はこの立場から、統合失調症のリハビリテーションを促進し慢性荒廃化を防ぐために、精神療法と心理社会的療法の重要性を強調している。その彼も、薬物療法の有効性を認め、薬物を必要最小限に使用することを勧めている。彼によれば、薬物の作用は過剰刺激に対する生体の防御因子となるとしている。

以上のように、ウィングとモリス、リバーマンおよびチオンピは、いずれも社会精神医学的視点ないし精神障害リハビリテーションの立場から、薬物療法をストレッサーないし過剰刺激に対する生体の防御作用として位置付けている。

一方、薬物療法の立場から、精神療法と心理社会的療法の関係がどのように論じられているかについて略記する。

フリードホフとシムコウィッツ（Friedhoff, A., Simkowitz, P.）[2]は、精神療法・心理社会的療法と薬物療法の関係について「同一貨幣の表裏仮説」（“two sides of the same coin”）を提唱している。彼らによれば、抗精神病薬に対する生体の薬物動態を見ると、その作用はドパミン過剰仮説として提唱されているような原因療法としては考えられず、むしろ生体のストレス緩衝機構におけるドパミンニューロンの動態に関与している。抗精神病薬はこのストレス緩衝システムに作用して、ストレスを自己対処できるまでに緩和することによって、生体はストレス状況に対して精神的ないし行動的な対処ができるようになるとしている。八木[13]もまた、薬物療法の立場から、抗精神病薬が主として作用するドパミン系を生物学的ストレス緩衝システムとして重視し、抗精神病薬の作用を原因療法ではなく、生物学的な防御・修復作用であるとしている。石郷岡[4]も、統合失調症ではストレス緩衝システムとしてのドパミンニューロンが十分機能せず、うまく危機から回復できない状態が存在している可能性があり、抗精神病薬療法はドパミンニューロンの機能を活性化し、患者が危機から回復していく過程を援助していると考えることができるとしている。

つまり、社会精神医学ないし精神障害リハビリテーションの視点からも薬物療法の視点からも共に、精神科薬物療法は生体の防御機構としてのストレス緩衝システムに働くとしている。換言すれば、生体の防御機構に働く薬物療法によって、個体はより容易にかつ有益に心理的かつ社会的にストレッサーへの対処技能を習得し発展させることができると考えられる。すなわち、臨床的に見れば、薬物療法と精神療法・心理社会的療法との関係は相補的関係にあると言える。

三．神経可塑性

一八九〇年、ジェームズ（James, W.）[5]は大脳生理学に基礎を置いた「心理学原論」を著した。その中で、習慣の形成を次のように述べている。「習慣は身体的基盤をもっている。・・・獲得された習慣は、生理学的見地から見れば、脳内に形成された神経発射の新通路に他ならず、それによってそれ以後に入ってくる刺激が流れ出ようとするのである」と述べ、習慣の習得は大脳の機能的変化によるものとしている。さらに彼は、習慣と有機体の可塑性との関係について次のように述べている。「可塑性とは、言葉の広い意味において、影響に屈伏するほど弱く、しかし一挙に屈伏しないほどに強い構造をもっていることを意味している。そのような構造における平衡状態の比較的安定した相が新しい習慣と呼んでいるものである。有機体、とくに神経組織は、このきわめて高い可塑性を与えられている。それゆえ、われわれは躊躇することなく、次のことを述べる。生体における習慣という現象は、身体を構成している有機物質の可塑性による」とし、習慣の獲得が大脳の機能的ないし形態的変化に基づくものとしている。このことは、精神障害リハビリテーションによる新しい生活技法の獲得には身体的基盤があることを示唆している。その点について、ストラウス（Strauss, J.）[11] は、「リハビリテーションによって何ができるか」と題する論文の中で、「今や、統合失調症のような重い精神障害者にとって、リハビリテーションは単に保存的ないし欠損の代償を促進するだけでなく、基礎的な回復過程に対する重要な寄与をしていることを示唆するデータが存在する」と主張している。すなわち、統合失調症の残遺状態に対するリハビリテーションは、単に残遺状態に基づく障害の代償機能を向上させることにあるのではなくて、さらに残遺状態そのものを回復させる作用をもつ可能性を示唆している。このことは、ハラス（Haracz, J. L.）[3] が統合失調症の経過に対する環境の影響は神経可塑性によって説明できるとする主張によっても支持される。

一方、薬物療法を神経可塑性の視点から見ると、近年、電気生理学的実験から精神科薬物がシナプスの可塑性に影響を与えるとする報告がある。スチュワルトとレイド（Stewart, C.A., Reid, I. C.）[10] は、フルオキセチン（fluoxetine）がシナプスの可塑性に働き抗うつ作用をもたらすとしている。松本ら（Matsumoto, M., Tachibana, K., Togashi, H.）[8] は、ミルナシプラン（milnacipran）が海馬のシナプスの可塑性に作用し、抗不安作用をもたらすとしている。また、スペナトら（Spennato, G., Zerbib, C., Mondadori, C.）[9] も、フルオキセチン（fluoxetine）が海馬のシナプスの可塑性に働き抗不安作用をもたらすとしている。これらシナプスの可塑性の変化は、神経可塑性をもたらす可能性を示唆している。さらに、コックら（Koch, J., Hinze-Selch, D., Stingele, K.）[6] は、神経可塑性に基本的な役割を果たすリン酸化 CREB (cyclic adenosine monophosphate response element-binding proteins) がうつ病患者に対する抗うつ薬療法による臨床的改善に伴って上昇するのみならず、精神療法による臨床的改善に伴っても上昇することを報告している。すなわち、うつ病に対する精神療法によっても、抗うつ薬療法の場合と同じように神経可塑性に影響するとしている。つまり、薬物療法と精神療法・心理社会的療法は、神経可塑性を通して相補的関係にある。

以上述べたように、薬物療法も精神療法・心理社会的療法も共に、生体のストレス緩衝システムおよび神経可塑性に作用し、生体に resilience（回復力）をもたらしていると考えられる。すなわち両者は相補的関係にあり、フリードホフとシムコウィッツが述べたように、一枚の硬貨の表と裏なのであり、精神医療を進める上ではそのいずれも欠くことができない。

第10章 薬物療法における医師‐患者関係

一．薬物療法と医師‐患者関係

近年、薬物療法の進歩は著しい。しかし、薬物療法も疾病教育、療養生活の指導、精神療法、認知行動療法、就労支援、家族調整ないし家族療法、職場や学校などとの環境調整などの精神科外来治療法の一つであることに変わりはない。それら種々の治療法の根幹をなし支柱となっているものは医師‐患者関係である。お互いの信頼と尊重に基づいた安定した医師‐患者関係の上に種々の治療法が調整され実施されることが求められる。

また薬物療法の効果は薬理作用によってのみ決まるわけではない。そのことは、プラセーボ効果の現象からも知ることができる。薬物療法の効果に影響する要因として次のようなことが考えられる。副作用が患者に耐えらない程度のものであるならば、薬理効果のある薬剤であっても続けることはできない。心理的要因も臨床効果に影響すると考えられる。薬剤への期待が大きい患者の場合には、プラセーボ効果の可能性も含めて臨床効果が期待できるであろう。一方、薬物療法に対して抵抗感、恐怖感、拒否感などの陰性感情を持っている患者の場合には臨床効果は現れにくいように思われる。社会ないし家族の薬物に対する誤解や偏見も患者の心理を介して、その臨床効果に影響しているように思われる。

したがって、薬物療法を実施するにあたって、医師‐患者関係は患者が薬剤とその副作用について肯定的感情のみならず否定的感情も自由に表出できる率直で前向きな相互関係を樹立することが求められる。そのような医師‐患者関係の中で患者と一緒に病気の治療に最適な薬剤を探す共同作業を始めることになる。そのために、患者には少なくとも次の四つのことを説明する必要がある。
①薬剤の名前を知らせること。できれば実物の薬剤の見本を提示して、それをいつどのようにして飲むかを説明する。筆者の場合には、診察室に薬剤の実物をファイルして置いてある。そのファイルの中から処方する薬剤の実物を患者の目前に提示しながら説明している。
②薬剤の作用とそれを使う目的を説明する。神経伝達物質の働きなどを図示して説明すればなおわかりやすいであろう。
③副作用の症状とそれが発現した場合の対応など。耐えられない副作用が出た場合には直ぐに中止するように指示しておくことは重要である。患者が自分の判断で服薬を中止できることを保証することは、服薬することについて患者が能動的に関与していることを補強する。また、副作用が出たが、それに対して自分で対処ができないときには連絡するように指示しておくことも必要である。
また服薬することによって起こりうる運転や仕事への影響およびアルコールやその他の薬物との相互作用などについても注意しておくことが必要である。
④薬物療法の持続期間についての予測あるいは薬物のやめ方。薬物療法を受けることによって、薬物への依

存が起こり、それをやめられなくなるのではないかという恐怖感を持っている人が少なからずいる。精神科治療で用いる薬剤のすべてが依存性のあるものではなく、回復すればやめることもできることなどを説明する必要がある。しかし統合失調症を患っている患者の場合のように長期連用が必要と考えられる場合には、それを知らせる時機が重要である。まず医師 - 患者関係を樹立し服薬継続が確かなものとなってから知らせた方が良いと思われる。

このように使用する薬物について十分に説明することによって、医師 - 患者関係はさらに安定したものとなるであろう。すなわち、メッツル（Metzl, J.）[2]が指摘するように、薬剤を処方することは常に治療的な相互作用の一環として考えられるべきものである。

二、薬物の維持療法（adherence）

ジスーク（Zisook, S.）[3]らによれば、精神科外来の初回面接にやってきた新患八十二例を継続的に調査したところ、二回目の面接に再び現れた患者は全体の六五％に過ぎなかった。再来するかどうかの数少ない予測因子の一つは、患者が「最初の診察で理解され、面接に満足した」という思いを抱いているかどうかであった。筆者のクリニックにおいても、二回目の面接予約をした連続一〇〇名の初回面接患者のうち、二回目の面接に予定通り現れた患者は八十名であった。残り二十名は現れなかった。その二十名のうち、連絡なしに現れなかった患者は八名であった。現れることができなかった理由として、「父が病気になり行けなくなった」、「帰省して実家で治療することにした」、「夜間にパニック発作になり入院した」、「転倒して、その治療のため行けなくなった」など現実の生活場面で起きた出来事が理由であった患者が三名であった。もう一名は「忙しくて行けない」という理由であり、治療の必要度は低かったものと思われる。残り八名が現れなかった理由は不詳である。このように、服薬を維持し続けることは容易ではない。その維持（adherence）に影響している要因として、患者側の要因、治療者側の要因、社会経済的要因と三つの要因が考えらえる。以下では、それら三つの要因について述べる。

【患者側の要因】
①服薬の目的が患者にとっての治療ニーズに合っているか。
②患者は自分の病気を認識できているかどうか。
③患者は治療を納得できているか。
④許容できる副作用の程度はどこまでか。
⑤副作用についての説明を納得できているか。
⑥患者の生活が乱れていて定期的な服薬が困難になっていないか。

【治療者側の要因】
①診断と症状が薬物療法に適切かどうか。
②副作用についての臨床症状と検査所見を追跡調査しているか。
③効果を適切に評価できているか。

④患者に薬物ののみ心地と効果を確認しているか。
⑤治療同盟は安定しているか。
⑥医師 - 患者関係に陰性転移が現れて、治療関係の継続が困難になっていないか。
⑦医師が逆転移に気付かず、治療の継続を困難にしていないか。

【社会経済的要因】
①通院と服薬が継続できる環境にあるか。学校や職場からの支援は受けられるか。
②通院と服薬が賄える経済状態にあるか。何らかの経済的支援が必要ではないか。

以上のように、薬物療法を維持するためにはこれらの要因について十分に留意しなければならない。

三、治療抵抗性患者

薬剤は治療抵抗を示す際の論点となったり行動化のはけ口ともなり得る。換言すれば、薬剤は治療関係の中で象徴的な意味をもっている。服薬を遵守しなかったり、中断したり、起こり難い副作用を訴えたりする患者の中には、病気の否認、治療への抵抗もしくは医師や医療機関への陰性転移に基づいている場合がある。医師は、そのような患者に接した場合に起こる逆転移感情に留意しなければならない。このような場合には、薬物療法を中心とした外来治療であっても精神力動的な介入が必要となる。

またこのような転移と逆転移に注意して、その否定的な影響を最小にしながら肯定的な効果を持続させるようにするための方法として、ジブソン（Jibson, D. M.）[1]は次の提案をしている。

（一）治療初期の段階において

・患者の受診目的、期待、希望を明らかにする。
・それらに対して医師の意向を述べる。
・診断と治療に関して患者を教育する。
・治療の選択肢を話し合う。
・それぞれの治療法の良い面とリスクを強調する。
・現実に治療を開始できる状況にあるか判断する。
・治療法の選択に中立的立場を維持する。

（二）追跡治療の段階において

・率直な意見の交流を維持する。
・患者の生活パターンやその意味に留意する。
・患者の服薬維持がなされているか評価する。
・治療に対する反応を評価する。
・薬剤の副作用を評価する。
・現実に治療を継続できる状況にあるか判断する。
・患者への教育が適切であったかどうか再評価する。

・必要があれば新しい提案を述べて、その理由を明らかにする。
・常に他の治療を選択する可能性を否定しない。

四. おわりに

以上述べたように、薬物療法は単独で実施されるべきものではなく、他の種々な治療法の一環として行われなければならない。またそれは、お互いの信頼と尊重に基づいた安定した医師 - 患者関係の上に成り立っている。すなわち、薬物療法も治療同盟に基づく共同作業である。また薬物療法を継続するためには、単に薬剤の作用と副作用の問題だけではなく、患者の心理状態、生活状態、経済状態、治療関係における転移と逆転移の問題にも留意しなければならない。

第11章 専門職から見た就労支援の意義

一．精神障害をもつ人が働くことの意義

精神障害をもつ人が働くことの意義は古くより認識されてきた。フランス革命の最中に精神病者を鎖から解放したことで知られているフランスの精神科医ピネル（Pinel, P.）[12]は、回復期においては作業療法によって患者を忙しくすることが大切であると述べている。また、一九世紀末に統合失調症の疾病概念を提起したクレペリン（Kraepelin, E.）[6]は、慢性期の統合失調症患者にとって必要なことは、仕事をすることであって、これのみがまだ患者に残っている能力をトレーニングによって保たせ、すっかり鈍感に陥ってしまうのを防ぐことができると述べている。また二十世紀初頭、我が国の精神医学の基盤を築いた呉秀三[7]は、「精神的作業は諸種疾病の原由となるのみにあらず、また、これらによりて疾病を治癒に向かわしむることあるは、吾人の古来経験することなり」と述べている。このように精神障害者に対する作業療法は長い間にわたり入院患者の院内作業として行われてきた。

一九一三年、ドイツ精神病理学の基礎を築いたヤスパス（Jaspers, K）[4]は、作業療法の有用性を次のように

述べている。「作業療法は空虚なその日暮らしや自分自身を放任するのとちがって心と体を自然の生活条件のもとにおく。それは患者を世界にしっかりと結んで保ち、患者に備わる力を活動させて、障害された機能を治すようにする」。すなわち、彼は、作業療法は精神障害を持つ人を現実世界につなぎとめることによって、空虚な妄想世界に陥って自閉的世界に没入することを防いでいるとしている。

一九二二年、アメリカ精神医学の基礎を築いたマイヤー（Meyer, A）[11]は、生体は種々のリズムで構成されているが、その基本的リズムは、①仕事、②休息、③遊び、④睡眠の四つから構成されるとしている。つまり、仕事をすることは、生体の基本リズムの構成要素の一つであるとしている。

一九四三年、岩田太郎[3]は、作業療法の奏効機転として、①自閉症の打破、②思考の調整、③情意の賦活の三点を挙げている。自閉症の打破に関して、ショック療法と作業療法を比較し、作業療法はショック療法の後療法としての役目だけではなく、単独で自閉の打破をもたらした症例があることを力説している。また思考の調整についても、経験からその存在を認めざるを得なくなったと述べている。情意の賦活については、従来、不動のものと考えられていた感情鈍麻が作業療法によって改善するとしている。

一九七五年、当時我が国の精神医学界には反精神医学運動が吹き荒れて、作業療法は患者使役であるとの非難が轟々と跋扈する時代の中で、菅修[5]は敢然として作業療法の有用性を次のように主張した。

①作業意欲は本来人間の基本的欲求の一つであるから、それを満足させるか、させないかは、心身の健康や障害に大きな影響がある。

②作業は、それが適度であれば、心身機能の活動を促進し、作業のないことから生じる機能低下を防止する。

③作業は新陳代謝を増進し、食欲、便通、睡眠、その他の体調をととのえ、基礎気分を快適に維持することができる。
④作業は、生活のリズムをはかるのに有効である。
⑤作業は、それによって、病的観念より正常観念に注意を向けることができる。
⑥作業は、病的な意志行為に向けられるエネルギーを、正常行為におきかえることができる。
⑦作業は、支離滅裂な行動を正常な軌道にのせることができる。
⑧作業は、意志減退した患者をして、徐々に、その活動性を回復させる。
⑨作業は、患者をして、その成果を見ることで、満足感を味わわせ、自身を取り戻させ、劣等感を弱めさせることができる。
⑩作業は、それによって、患者に他人との連帯感を養わせ、社会性を取り戻させ、さらに積極的に、他人への寄与的生活を可能にさせる。
⑪作業は、一般に、感染症やその他の疾病に対する抵抗力を高める。
すなわち菅修は、まず①において仕事をすることは人間の基本的欲求の充足であるとし、次に②⑤⑥⑦⑧においてクレペリン、ヤスパス、岩田太郎の見解を敷衍し、それが病的精神機能の回復訓練であるとしている。また④においては、マイヤーが述べたように仕事をすることは生体の基本リズムであるとの見解を敷衍している。これに加えて菅修は、③⑪においては身体の健康を増進する効果があるとしている。⑨においては自信を回復して自尊感情を高める心理的効果もあるとしている。さらに⑩においては、社会的に自立し他者へ寄与で

きる存在となることができるとしている。ところで現代の精神障害リハビリテーションの用語では、リカバリーという言葉に単に精神障害から機能回復だけではなく、生き甲斐を含めた実存的存在への成長を意味する場合がある。この⑩は、その意味におけるリカバリーへの可能性を指摘するものと言えよう。すなわち萱修は、作業療法には、それが①基本的欲求の充足であるばかりではなく、②身体的健康の増進、③病的精神機能からの回復訓練、④心理的効果、⑤リカバリーへの道を示すことを指摘している。

二．精神障害の治療とリハビリテーションにおける就労支援の位置付け

ライトナーとドラスゴー（Leitner,L., Dragsow, J.）[8] は、治療の哲学は疾病状態の軽減（sickness reduction）にあるのに対して、リハビリテーションの哲学は健康の増進（health induction）であるとしている。またアンソニー（Anthony, W.）[1] らは、治療の焦点は個体の症状や疾病を軽減させることにあるのに対して、リハビリテーションの焦点は個体の強さや資質を発展させることであるとしている。さらに蜂矢[2] は一九八一年に、統合失調症では疾病と障害が複雑に交じり合い、疾病と障害が共存していることを指摘した。それ以降、我が国では精神疾患を患う人は単に疾病をもっているだけではなく、身体障害者や知的障害者と同じく障害を持っている人として認識されるようになった。その考え方は行政的にも法律的にも認められるようになり、障害者福祉の対象として身体障害者と知的障害者と同一に扱われる方向で進んできた。その結実は、平成十七年に成立した障害者自立支援法である。そこでは、精神障害者は身体障害者と知的障害者と同じく障害者福祉の対象

となっている。このように、精神障害を持つ人に対しては、障害に対するリハビリテーションのみならず、同時並行に疾病に対する治療も求められている。

次にリハビリテーションについて述べると、精神障害者のリハビリテーションの領域は、大きく三つに分けられると考えられている。医学的リハビリテーションと社会的リハビリテーションと職業リハビリテーションの三つである。医学的リハビリテーションは、精神疾患により障害を受けた精神機能を訓練によってその機能の向上を図るか、もしくは更なる機能低下を防止することである。或いは残遺した精神機能の活性化を図ることである。それには、作業療法、レクリエーション療法、芸術療法、音楽療法、ＳＳＴなどの認知行動療法などがある。社会的リハビリテーションは、精神障害者が社会の中で受け入れられて生活していけるように家族や社会に働きかけることである。その二つのリハビリテーションの上に職業リハビリテーションがある。この三つのリハビリテーションが相互に補完しながら、精神障害者を回復の道へと辿らせることができると考えられている。就労移行支援は、就労継続支援と共に職業リハビリテーションの活動であり、医学的リハビリテーション及び社会的リハビリテーションと補完しながら実践されなければならないのみならず、それと並行して疾病に対する治療も実践しなければならない。

三．就労支援の意義

精神障害を持つ人にとって、就労することにはどのような意義があるのであろうか。リバーマン（Liberman, R. P.)(9) は、精神障害リハビリテーションの専門家の立場から、就労することには次のような意義があると述べている。

①自己の尊厳と満足感と達成感を得る。
②仕事仲間と付き合い交流する機会を得る。
③仕事仲間と友達付き合いとなり、職場以外の場で遊んだり、社交したりする機会を得る
④仕事仲間や上役を観察することによって、間接的に生活技術や問題解決の仕方を学ぶことができる。
⑤計画された日程や課題をこなすことによって、うつ気分、不安、精神病などの症状から気を紛らわせることができる。
⑥十分な期間雇用されて達成感を得た後で、うつ気分、不安、精神病が軽くなったならば、その経験によって自信、自己評価、責任感、勇気、未来への希望が大きくなる。
⑦仕事は集中力、記憶力、問題解決力、決断力を必要とするので、仕事の経験は認知能力を改善する。
⑧賃金を得ることは、日常生活で必要とするものを購入することができるので、それが就労することの強化因子となっている。
⑨働くことはストレと神経認知における脆弱性に対する防御となっているので、再発を防止している。
⑩「サラリーマン」であるとの立場、役割、身分証明書を得ることによって、他人と会う時に対等の感情をもち、臆することがない。
⑪回復して健康になり、普通にやっているという感情や態度や行動をもつことができる。

これらの内容を目的によって分類すると、（一）心理的意義として①⑥⑩⑪、（二）精神機能回復訓練の意義として④⑤⑦⑨、（三）社会的意義として②③⑨に分けられる。しかしここには、菅修が作業療法において認めた①基本的欲求の充足、②身体的健康の増進、③リカバリーへの道は含まれていない。筆者から見ると、リバーマンが就労支援に認めた上記の十一の意義だけではなく、菅修が作業療法において認めた①基本的欲求の充足、②身体的健康の増進、③リカバリーへの道の三つの意義は就労することにもあると考えられる。

ここで精神障害を持つ当事者の立場から、就労することにどのような意義を見出しているかを見てみたい。マロンとゴロカ（Marrone, J.Golowka, E.）[10]は、「もし仕事をすれば精神障害が悪くなるというのであれば、無職で貧乏で社会から疎外されていれば何が起こると思うのか」と題する発表の中で、働くことは障害者の権利であると共に市民としての責任であると主張している。彼らによれば、就労することには次のような意義がある。

①人は働かなければならない。何故ならば、無職であることは、職場のストレスに曝されるよりももっと精神保健に悪いからである。
②働くことは市民としての責任である。それは、市民としての役割の一部である。
③働くことは人生のすべてではない。しかしそれは、無職で貧乏でいるよりも、アメリカン・ドリームへの良い一歩となる。
④早急に仕事を得ることは、単に思案だけしているよりも、身を立てるのに良い。
⑤仕事に入るのを遅らせる方が仕事を得ることが容易になることはない。

⑥仕事をすることは、いろいろな福祉的援助で生きるよりも、頼りになり、かつストレスの少ない生き方である。

⑦仕事をすることは、いろいろな人に出会い、社会的ネットワークを広げる方法である。

⑧仕事をすることは、人々に単に精神保健医療福祉の「コンシューマー」である以上の立場を与える。

⑨仕事をすることによって、親密な人間関係、恋愛、性関係を発展させる機会を得る。

⑩仕事をすることによって、日々の生活が単なる余暇時間ではなく、より興味深く意義のあるものとなる。

⑪仕事をすることによって、障害をもつことが気にならなくなる。

彼らは、就労することは市民としての権利であるだけではなく、市民としての責任であると主張している。この権利と責任という概念は、心理的意義、精神機能回復の意義、社会的意義を越えている。我が国は、平成十四年十二月に新障害者プランを発表した。その中で、「障害の有無にかかわらず、国民誰もが相互に人格と個性を尊重し支え合う『共生社会』の実現を目指している」とした。就労することは、市民としての権利であると共に責任であるとする考え方は、共生社会を実現するために必要な考え方であると考えられる。

この①に表された「無職であることは職場のストレスにさらされるよりも精神保健に悪い」という主張は、過去の精神医療の流れを見る時に、われわれ精神医療従事者には反省させられることが多い。過去の精神医療では、就労支援に必ずしも積極的ではなかった。それは、精神障害を持つ人が職場のストレスに耐えられるかどうか、それによって再発しないかという不安の方が精神医療従事者の側に強かったからである。彼らが無職であることのストレスに、精神医療従事者の配慮が十分に至らなかったからであろう。

また⑨に表現されたことは、これまで専門家によって言及されたことがない。しかしそれは、きわめて重要な意義であると考えられる。ところで健康な精神を定義することはきわめて難しいのであるが、フロイドは「健康な精神とは人を愛し働くことだ」とした。すなわち就労することは、人を愛する機会にも恵まれることを意味する。

四．就労支援のリスクと限界

これまで、就労することの意義を述べてきたが、そのリスクと限界についても述べておかなければならない。就労することに伴うストレスとしては、適職探しや面接などの就労過程で生じるストレス、就労することによって生じる日常生活の変化に伴うストレス、職場環境におけるストレスなどがあるであろう。就労支援を実現するためには、それらのすべてのストレスについて、精神障害を持つ人と共に乗り越えていかなければならない。その場合に、専門職の立場から言えば、精神障害を持つ人の強さや資質に注目しなければならないが、それと同時にストレスに対する脆弱性にも注意しなければならない。ストレスに対する脆弱性は、精神障害そのものから来る場合と、それだけではなく身体的条件も考慮されなければならない。身体的条件としては、何らかの身体疾患を持つ場合や身体障害を合併している場合などがある。また就労支援する場合には、就労継続支援をどのように行うかの計画もなければならない。就労支援のみで、その後の継続支援がなければ、職場環境のストレスに耐えられずに職場から脱落したり、さらに再発・再入院という事態も起こり得る。

また、就労することが絶対視されることは危険である。精神障害を持つ人の中には、その重度の障害のために就労が望み得ない人も見られる。重度の精神障害を持つ人に就労を強いる働きかけがなされる時には、精神病の再発もしくは自殺という悲惨な結果を招く恐れもある。

第12章 回復期を迎えた患者とのささやかな試み

「回復を目指す質問票」の試み

一．はじめに

精神科を受診しようとする人は、どのような気持ちで私たちの前に立ち現れるのであろうか。多くの人々は、長い間の躊躇の末に現れ、面接を受けることそのものに不安を感じているばかりではなく、その結果伝えられることにも不安と恐怖を感じているように思われる。その躊躇をもたらすものとして、世間の偏見を恐れていることや自らの敗北感にさいなまれていることなどが語られることが少なくない。さらに、診断面接の結果伝えられる病名に、何の予備知識もなければ不安と恐怖が募ることであろう。その病名が世間の偏見にまみれたものである場合には不安と恐怖は強いであろう。さらに本人自身がその偏見にさいなまれている場合も少なくなく、その場合には不安と恐怖は一層募ることであろう。それに加えて、彼らには、その病気が治るのか治らないのか、その病気はどのような経過をたどるのか、その病気によって自分の生活と人生がどのような影響が受けるのかなどについて見通しが立てられないこともまた不安をもたらしていると思われる。このように、精神障害者は疾患とそれのもたらす障害に対して、さまざまな偏見と敗北感と見通しの立たない不安を抱いていると思われる。その不安が疾患と障害に対する否認につながったり、時には、絶望へと陥り自ら死を望むようになることとすらある。ディーガン（Deegan, P. E.）[2]は、自らの高校生時代に統合失調症に罹患した体験から、それに罹患した当初にはそのことを否認し、次にそれを受け入れて絶望し、その後に新しい生き方をするという希望を獲得したとしている。彼女は、このように希望を持って新しい生き方を獲得していくことを回復（recovery）と呼んでいる。彼女にとって、それは臨床心理士になることであった。臨床心理士となった彼女は、統合失調症を患う人々の共同社会を運営した。さらにその後、彼女は患者が医療者と情報を交換し最善の治療方針と治療目標を決定すべきだとする（Shared Decision Making）の運動を展開している。その運動の詳細に関心のある方は、彼女の創設した組織“CommonGround”のＵＲＬ（https://www.patdeegan.com/commonground）を参照されたい。

二．患者と疾病との相互作用

かつて統合失調症は、その経過の途中で一時的に寛解することがあっても、究極的には脳内に起こる病的変化によって人格のまとまりが失われるとされてきた。そして、統合失調症を患う者は、脳内の病的変化に対してなす術もない非力な犠牲者であり、自ら闘病し自己回復力を発展させることはないとみなされてきた。しかし近年、統合失調症の長期経過は、その疾病概念が打ち立てられた百余年前のように悲観的なものではないことが明らかになってきた。また一方では、近年に至り統合失調症の症状が軽症化してきたことが数多く報告されている。このように統合失調症の長期経過が比較的良好であることと統合失調症が軽症化してきたことを背景として、統合失調症の成因論に進歩が見られるようになった。その一つとして、チオンピ（Ciomp, L.）[1]は システム論的統合失調症生成論を提唱した。それによれば、急性精神病エピソードを発病した後に、その患者がどのような疾病経過を辿るか、すなわち寛解に至るのか人格のまとまりが失われるようになるのかは、単に脳内の病的変化のみによって決まるのではなく、心理的要因、家族的要因、社会的要因が相互に作用し合うことによってもたらされるのである。心理的要因が疾病経過に影響するとすれば、統合失調症に罹患している患者は、単に脳内の病的変化による非力な犠牲者ではなく、彼らがその疾病にどのように対処していくかが重要である。そのことは、高血圧症の患者や糖尿病の患者がその疾病にどのように対処していくかによって、その疾病経過が影響を受けることと同じである。現に多くの統合失調症の患者もその症状や障害に対処しようとしているように見える。このように自己対処をしている患者は、従来の伝統的な治療関係の中で考えられてきたように、治療の単なる受身な受領者ではない。彼らは、医師や家族と連携しながら、共にその疾病と闘う存在である。

三．疾病に対する態度は予後に影響するか

ソスキス（Soskis, D. A.）ら[4]およびマックグラッシャン（Mcglashan, T. H.）ら[3]によれば、疾病と将来に対して否定的でない患者ほど、その予後は良好であった。さらに八木ら[5]は、薬物療法における自己回復試行につ

いての調査を行い、次のように結論している。すなわち、精神疾患の回復の中核をなすものは、生物学的修復過程（いわゆる自然治癒力）と認知・行動的水準における自己回復試行との相互作用の結果であり、向精神薬を含めてあらゆる治療はこの自律的な修復過程に介入することによって、回復を促進（ないし阻害）しつつ、患者の薬物（治療）体験を修飾するものであるとしている。この考えによれば、薬物療法は疾病過程へ直接に影響するのではなく、自然治癒力と自己回復試行を補強するものなのである。以上述べたように、疾病に対しても将来に対しても悲観的にならずに肯定的に対応することが、疾病経過に良好な結果をもたらすと考えられる。

四．統合失調症の治療経過

一般に、統合失調症を発病した患者は、その病初の急性期と呼ばれる病期には、激しい幻覚妄想、錯乱、精神運動興奮、昏迷などを呈する。この病期は、適切な治療が行われた場合には長くはなく、通常は数週間以内である。この病期に続いて消耗期と呼ばれている病期に至る。この時期には、疲弊感が強くなり、意欲も減退し、閉じこもりがちな生活を送るようになる。深い絶望に陥っているように見えるが、それが言葉として語られることは少ない。この時期の長さは患者によってさまざまに異なり、短くて数週間、長くて二年ほどにも及ぶことがある。その経過に及ぼす影響は単に脳神経系の病的要因だけではなく、心理的要因、家族的要因、社会的要因などがあると考えられる。この病期は徐々に段階的に回復期へと移行していく。回復期になると、疲弊感は軽減し、身の回りの事に関心を示すようになり、意欲も少しずつ回復していく。この病期になると、患者は自分の生活の仕方や生き方を模索するようになる。ここに述べた①急性期→②消耗期→③回復期の疾病経過は、先に引用したディーガンの述べた疾病経過中の心理過程、①現実の否認→②絶望→③回復にほぼ相当していると考えられる。

五．回復期を迎えた患者の特徴

深くて長い絶望を体験した患者にとって希望を見出すことは難しい。希望を見出すことができるのは、悲惨な病《やまい》に伏した自分をなお愛して支えてくれる人がいることを発見した時と新しい生き方を模索してそれを見つけることができた時であろう。その意味で、この時期における家族からの支援および医療者からの支援は回復を促進するためにより重要である。特に統合失調症の場合には、自我の形成期、すなわち自分の生き方を見つけようとしている時に発病することが多いので、自分の生き方を模索しながら回復していくことは容易ではないことは明らかである。その新しい生き方の模索を強いたり、押し付けたりすることは、回復を促進することよりも、むしろ逆に再発の危機をもたらすことにもなる。さらに統合失調症の患者は思春期から青年期にかけて発病することが多いので人生経験が乏しい。そのためにより一層、新しい生き方を見つけることは困難である。さらに深くて長い絶望を経てきた患者は、医師の前に現われても表情は重く言葉は少ない。彼ら自らが望む回復の姿を言葉で表現することは稀である。そのような患者に対して、共にすべき治療目標を見つけることは困難であった。

六．回復を目指す質問票

そのため筆者は、患者と共にすべき治療目標を見つけることが困難である患者に対して、後述する「回復を目指す質問票」を面接中に手渡して目の前で記入して貰うこととした。ところで先に述べたように、統合失調症の長期経過の研究[3,4]では、自己の病《やまい》および自己の将来に希望をもっていた患者の予後は良好であった。さらに当然ながら、希望を見出すことができれば、それは消耗期における深い絶望の淵から這い出ることに通じると考えられた。またその絶望の淵にあったディーガン[2]は、新しい生き方を見出すことによって希望を見出し回復できたと述べている。したがって、その質問票の内容は、患者の希望を見出すことを中心として構成されている。患者の希望を見出そうとすることは、すなわち患者に希望を持って貰うことに通じるように思われた。この質問票は二頁であるが、実際には一枚の用紙の表頁と裏頁である。質問は二問よりなる。第一問は本人が病気から回復したときに、どのような生活をしたいと希望しているかを問うものである。第二問は、本人の希望を叶えるために支障となっていることを問うものである。その中に、病気の症状について、病気に対する心理的態度、家族との関係、社会の受け入れ、薬に対する態度、薬の副作用などが含まれている。この質問票の記入に要する時間は三分前後である。急性期から消耗期における医師の役割は、主として病気への対応、療養指導である。しかしこの質問票は、医師の役割を変えるものである。そこでは、医師の役割は単に病気の症状を除去することではなく、患者の希望を見出し、それを医師として支援することである。症状は病気があるから除去されるのではなく、希望の達成に支障を来たしているから除去される必要があるのである。このような治療関係では、患者と医師が治療目標を話し合って、共有できる治療目標を設定することが可能になる。

この質問票によって、言葉を失っているかに見えた患者に意外と豊かな内的世界があることを知らされた。その中の一例を紹介する。

初診時年齢十八歳、女性。

高校三年生の後半、大学進学の緊張と不安の中で思考は滅裂となり、「頭の中に天使と悪魔が居て対話している」と訴えて、急性錯乱状態となり某院へ救急入院した。退院後に当院を初診し、消耗期から回復期に至り大学へ進学した。大学四年生の後半までは、小さな病状再燃はありながらも登校していた。しかし四年生後半に、大学卒業後の進路の選択に迫られて不安になり、急性錯乱状態を再発した。結局、大学の卒業を控えて中退した。その後、数ヵ月間の消耗期に入った。二十三歳よりようやく回復期に至った。その頃の診察中に「回復を目指す質問票」を記入して貰った。それを見ると、質問一「あなたは病気から回復した時には、どのような生活がしたいですか」に対しては、「仕事をしたい」、「結婚したい」、「子供を持ちたい」、「親の家から出て自活したい」、「彼氏が欲しい」、「自由に外に出て遊んだり、友達に会った時も自信がもてるようになりたい」という希望を記した。これらの希望はいずれも若い娘が抱く自然な願いであると思われた。質問二「あなたの希望を叶えるために支障になっていることがありますか」に対しては、唯一つ「やる気が起きない」を記した。意欲減退が残遺しているものと考えられた。そこで彼女の挙げたいくつかの希望の中でまず実現したいものを尋ねたところ、それは「仕事をしたい」であった。そのことに筆者も賛同した。彼女は週に二～三日のパート勤務から、徐々に仕事日数を増やし二十六歳になった時からは週五日間の常勤として働いている。友達との交流も復活した。彼女の母によれば、彼女の最近の悩みは「いつかいい人に会えるのだろうか」であるという。何と健康な悩みであろう。希望の達成に支障となっていると訴えていた「やる気が起きない」は、希望を達成する努力を続ける中で解消され、統合失調症は寛解状態を続けている。

「回復を目指す質問票」によって、長い消耗期を経過する中で言葉を失っていたかに見えた患者が自らの生き方の希望を書くという行為で表現できたのである。それは、年余に及ぶ治療面接がとかく惰性に陥り、発展の乏しい閉ざされた空間の出来事として終始していた治療状況を打ち破るものであった。

七．おわりに

患者が希望を達成しようと努力する過程がディーガン[2]のいう回復（リカバリー）である。回復は目標ではなく過程である。その過程は、リハビリテーションと言い換えることもできる。希望は現実離れしたものであることもあり、当初の予定通り達成されるとは限らない。それは現実の中で修正されることもある。その修正される過程そのものが回復過程と言えよう。

また新しい生き方を求めることは、必ずしも生活の場を変えることを必要としているわけではない。同じ家庭、職場、学校のおいても、新しい生き方を見出して、希望を達成できることもあるであろう。

医師として患者の希望の達成を支援しようとする場合に、その限界は大きい。したがって、家族、学校、職場、就労支援施設、ハローワークなど地域における支援者との連携と協力が重要である。

回復を目指す質問票

私たちは、あなたが病気から回復されるのを目指して努力しています。病気からの回復には、あなたも、ご家族も、社会の人たちも、私たち医療者も一緒になって協力していく必要があります。そこで、病気からの回復を目指すあなたにいくつかお聞きしたいことがありますので、お答え頂きますようお願い致します。

一．あなたは病気から回復した時には、どのような生活をしたいと思いますか。下の答えの中から当てはまるものに○をつけて下さい。いくつ○をつけても結構です。

（　）仕事をしたい（または仕事を続けたい）
（　）結婚をしたい（または結婚を続けたい）
（　）子どもを持ちたい
（　）学校を続けたい
（　）進学したい
（　）親の家から出て自活したい
（　）彼氏・彼女が欲しい
（　）別の仕事に就きたい
（　）職業訓練を受けたい

（　）現在の福祉施設を続けたい

（　）その他、あなたの希望を自由にお書き下さい

二．上に挙げたあなたの希望を叶えるために支障になっていることがありましたら、下の答えの中からいくつでも選んで○をつけて下さい。

（　）まだ治っていない症状がある。次の中にあてはまる症状があればいくつでも○をつけて下さい。

（　）朝起きられない　（　）やる気が起きない

（　）夜眠れない　（　）出掛けることができない

（　）人に悪く思われている気がする　（　）人が恐い

（　）正体不明の声が聞こえる　（　）人に見られている気がする

（　）その他の症状がある。その症状を下にお書き下さい

（　　　　　　　　　　　　）

（　）自分の病気は回復しないと思う

（　）自分には希望を叶える力がないと思う

（　）家族が協力してくれないと思う

（　）社会が受け入れてくれないと思う

（　）今の薬は十分に合っていない気がする

（　）今の薬には副作用がある。どのような副作用があるか次の中にあてはまるものがあればいくつでも○をつけて下さい。

（　）昼間でも眠気がある

（　）手がふるえる

（　）そわそわして落ち着かない

女性に対して：

（　）生理が不規則である

（　）乳汁が出る

（　）食欲が増えた

（　）体重が増えた

（　）性欲が湧かない

男性に対して：

（　）勃起できない

（　）射精できない

（　）胸にしこりを感じる

（　）その他の副作用がある。その副作用を下にお書き下さい。

（　　　　　　　　　　　　　　　）

（　）その他、希望を叶えることの支障になっていることがあれば、下に自由にお書き下さい。

平成　　年　　月　　日

お名前

第13章 病識が欠如し治療を拒否する患者への対応

一．病識欠如の病因論

自らが精神疾患に罹患していることを認識できず治療を拒否する患者がいる。精神科外来では、そのような患者を持つ家族から相談を受けることが少なくない。

彼らが疾病を認識できない原因については、大きく分けて二つの説がある。一つは心理的防衛説であり、もう一つは神経認知機能障害説である。心理的防衛説では、患者は精神病に罹患したことに恥辱を感じて、それがなかったこととして否認しているとの考え方である。神経認知機能障害説では、神経認知機能の障害によって疾病の認識ができなくなっているとするものである。脳損傷に基づく病識の欠如は病態失認（anosognosia）と呼ばれる神経認知機能障害である。たとえば、脳卒中の後遺症として左片麻痺が起こった場合に、患者が左足が麻痺していることを無視して歩こうとして転倒したりする例、あるいは両側後頭葉の障害によって生じた皮質盲の患者が見えないにもかかわらず、見えないことが認識できずにあたかも見えているように行動して失敗を繰り返す例などである。アマダー（Amador, X.F.）[2]らは、精神病患者の病識欠如を、脳損傷患者の病態失認と同様であると考えている。近年では、統合失調症患者の病識欠如については、心理的防衛説よりもむしろ神経認知機能障害説が有力になっている。[2] その病巣部位については前頭葉を中心とする脳領域と考えられている。[4] 神経認知機能障害説に基づくならば病識欠如は精神疾患の症状の一つである。筆者はかつて精神科救急病棟で働いていたことがあった。その時、入院時の急性症状からいったん回復した患者が病棟内で再び急性幻覚妄想状態に陥ることがあった。それらの患者は、「薬を飲まない」と言い出して間もなく急性幻覚妄想状態に至ることがしばしば見られた。このような現象を見ると、病識の喪失はやはり幻覚や妄想と一体となった症状の一部と考えた方が良いのではないかと思われた。

二、病識が欠如し治療を拒否する患者への対応—アマダーの四段階法—

このように病識が欠如し治療を拒否している患者に対して、病院へ行くこと、医師の診察を受けること、治療を受けることを説得することは極めて難しい。「あなたは病気だ」と病識を持たせようと説得したり、「薬を飲みなさい」などと強制することが成功することはない。それは、患者を怒らせて、家族との関係を悪化させるだけである。このような患者を持つ家族は、彼らへの説得に疲れ果て、怒りや諦めの感情にさいなまれながら相談に見えることが多い。そのような家族に対して、患者に病識がないのは脳の障害のためであり、決して家族を拒否しているからではないことを説明する。その上で、患者とどのように治療同意の関係を構築するかについて、次に述べるアマダー（Amador, X.）[1] の方式を紹介している。

その方法は、患者に病気であることをわからせようとすることに焦点を合わせるのではなく、患者の問題を家族と共に考えて解決しようとすることに焦点を合わせている。彼によれば、病識が欠如した患者と治療同意の関係を構築するには次の四つの段階が必要である。まず傾聴することであり、次に共感することによって信頼関係の基礎をつくる。その上で、患者との間に同意できることを見つけることであり、その結果として治療についての協力関係をつくることである。次に、その四段階について述べる。

第一段階：傾聴すること

まず彼らの身になり、彼らが何を感じ、何を考えているかについて、家族は価値判断を停止してひたすら耳を傾ける。それと共に、彼らが将来に対してどのような願望や期待を抱いているかを知ることも必要である。「なぜ」、「どうして」という言葉は詰問の響きがあるので使ってはならない。その代りに、「その時はどんな気持ちだったのですか」、「そうなったいきさつ経緯をもう少し聞かせてくれますか」などとやや婉曲な表現で尋ねるのが適切である。彼らの語る幻覚や妄想の内容に反論したり、反証しようとしてはならない。

第二段階：共感すること

彼らが幻覚や妄想について語る時にも、その内容を真剣に聞き、それを信じることができなくても、そのような幻覚や妄想にさいなまれている彼らの苦しみに共感することはできる。彼らの苦しみに共感を表すことができるならば、彼らは受け入れられたと感じるであろう。反射的傾聴はその共感を伝える手段の一つである。それは、本人の発言を質問形式で繰り返し、本人の経験や物事の捉え方を真剣に理解しようとしていることを伝える。たとえば、「悪口が聞こえたのですね」、「みんなから狙われているんですね」などである。また相手と経験を分かち合うことも必要であり、「もし私が同じ立場だったら、同じことを感じたと思うよ」、「それは辛い経験ですね」などと伝えることもできる。

第三段階：同意できることを見つけること

本人の感じている辛いこと、苦しみの中から家族として同意できることを見つける。それについて、指示したり、助言するのではなく、問題点を質問する形式で抽出する。「○○のことが辛いのですね」などと質問形式で確認することで、家族がその問題に協力したい気持ちを表すことができる。統合失調症の患者は、単に幻覚妄想にさいなまれているだけではなく、不眠や頭痛あるいは朝起きられないなどいろいろな身体的不調も併発していることが多い。また仕事が続かなくて悩んでいるとか、仕事をしたいが行けないなどに悩んでいることが多い。幻覚や妄想に対して一緒に考えることは難しい。しかし、身体的不調や仕事のことであれば、家族も一緒に考えることができる。また彼らが何らかの願望や期待を持っているならば、それについて一緒に考えたり話し合うこともできるであろう。

第四段階：協力関係をつくること

本人と家族が同意できた問題について、協力して取り組んで行く関係をつくることである。双方が同意できた問題が、必ずしも病院に行くこと、薬を飲むことになるとは限らない。しかし、一つひとつの問題を双方が一緒に取り組んで行くことを繰り返すうちに病院に行くことも選択肢の中に入ってくるであろう。

この四段階の目指すことは、決して病識を獲得することではなく、病院へ行って薬を飲むことが本人にとって少しでも役に立つこともあることを体得していくことである。実際に、精神科診療所に通院を続けている多くの精神病患者が必ずしも病識があるとは言えない。しかし、病識がないにもかかわらず彼らが通院を続けているのは「薬を飲んでいる方が体調がいい」、「夜眠れるようになる」、「仕事が続けられる」、「いらいらしない」などと彼らにとって何らかの役に立っているからである。

三．今後の課題

以上のように、病識が欠如し治療を拒否する患者に対してアマダーの四段階方式を用いたとしても、その全ての患者から治療同意を得ることができるとは限らない。治療同意に至らなかった患者は治療を放棄されたまとなり、自傷・他害行為に及んだ時にようやく措置入院が発動されて治療が開始されるのが現在の精神保健福祉法である。この法律上の盲点によって、病識が欠如し治療を拒否する膨大な数の精神病患者とその家族の悲劇は続いている。

米国においても同様の状況がある。一九九七年、トーリー（Torrey, E. F.）[5]は、アメリカの精神障害者の危機状況を告発する書を著している。アメリカでは何故にかくも多くの重篤な精神疾患の患者が路上生活をしたり刑務所に入ったりしているのか、あるいは彼らは治療を受けさえすれば暴力を振るうことは少ないにもかかわらず、彼らは何故にかくも多くの暴力事件を起こしているのかなどについて、トーリーは、精神医学者であると共に患者家族でもある立場から、アメリカの精神医療が法律モデルの偏重によって精神障害者が治療を受ける権利から阻害され社会の日影に追いやられている結果だとしている。彼は、「法律的愚挙から常識へ[6]」と激しい言葉で精神医療における法律モデル偏重を非難し、それから医療モデルへ転換することを主張し、患者の治療を受ける権利を確立するように求めている。

米国においては、精神医療における法律モデルの偏重の問題点はストーン（Stone, A. A.）[3]によっても論じられている。彼は、危険性のみを措置入院基準とする法律モデルの偏重によって、次のような弊害がもたらされたとしている。①精神障害者による暴力が増大したこと、②治療継続性が中断されること、③最も重症の患者が治療を受けずに放置されていること、④入院の場から家族が排除されたこと、⑤患者に対する治療的責任が行使できなくなったこと、⑥精神科医が治療者と社会保安要員との二重の役割を負わされたことを指摘している。また、患者家族としてトレフェルト（Treffert, D.A.）[7]は、「患者は守られた権利によって死んでいく」と過激な言葉で法律モデルを批判している。

我が国においても、精神障害者に対する人権尊重の思潮は、精神保健福祉法の度重なる改正によって、精神科病院での不祥事を防ぎ、その開放化を推進してきた。しかしその一方では、人権主義は、自らの疾病をその疾病の結果として認識する能力を失った多くの患者から治療を受ける機会を奪う結果をもたらしている。危険性要件のみからなる現在の措置入院基準は、危険性がない限り治療を受ける権利を奪い、周囲の人々から精神病患者への増悪を招いていると考えられる。我が国では幸いにして医療保護入院制度があることによって、アメリカにおけるように家族が入院の場から排除されることはない。しかし精神保健福祉法三十四条の移送制度は、自治体によって相違はあるが、必ずしも患者の治療を受ける権利を保証するほどには機能していない。さらには、地域で生活しているが種々の病的言動があり、精神保健福祉法二十三条の保健所申請のなされている患者についても、人権の美名のもとに、彼らの治療を受ける権利を保証せず、いたずらに放置されている場合が少なからずある。

病識が欠如し治療を拒否する精神病患者は、自らの疾病の結果として自らの疾病を認識できなくなっていることを理解するならば、彼らに治療を受ける権利を保証しないことは、それこそ大きな人権侵害と言えるのではないであろうか。これらの患者の示す治療拒否は、必ずしも権利の主張ではなく、自らの疾病を認識できないことに由来するのである。

わが国でもようやく地域精神医療の時代が幕開けしようとしているが、これを機会に、自らの疾病が認識できず治療を拒否する患者に対しても治療が保証されるように、法律と行政施策が整備されなければならない。それがなければ、患者本人の悲劇が続くばかりではなく、家族の苦悩と負担が和らぐこともなく、かつまた地域住民の精神障害についての理解も進まないのではないかと思われる。

初出一欄

第1章　江畑敬介「地域精神保健の歴史と現状」『精神科臨床サービス』十二巻二号、一五四 - 一五九頁、二〇一二の一部を修正した

第2章　江畑敬介「自立支援法時代の精神障害者退院促進と地域ケアの考え方」『精リハ誌』十巻二号、九九 - 一〇六頁、二〇〇六を加筆修正した

第3章　江畑敬介「診断と症状評価」福田正人・糸川昌成・村井俊哉・笠井清登編『統合失調症』、三五一 - 三六六頁、医学書院、二〇一三年を改題し一部修正した

第4章　江畑敬介「精神科臨床サービスにおいて説明することの臨床的意義」『精神科臨床サービス』五巻四号、四四六 - 四五〇頁、二〇〇五を修正し一部加筆した

第5章　江畑敬介「リハビリテーションの見通しをどう伝えるか」『精神科臨床サービス』八巻三号、三五七 - 三六〇頁、二〇〇八の一部を修正した

第6章　江畑敬介「分裂病の病名告知」『精神科治療学』十四巻十二号、一三二三 - 一三二四頁、一九九九を加筆修正した。

第7章　江畑敬介「家族との情報交換のあり方」『精神科臨床サービス』四巻二号、一六一 - 一六五頁、二〇〇四

第8章　江畑敬介「地域ネットワークの形成における個人情報の提供と守秘義務との関係」『精リハ誌』八巻二号、

一三九 - 一四三頁、二〇〇四を改変し修正した

第9章　江畑敬介「薬物療法との統合」『精神科治療学』二十四巻増刊号、一五五 - 一五七頁、二〇〇九の一部を修正した

第10章　江畑敬介「専門職から見た就労支援の意義」『精神科臨床サービス』九巻二号、一七五 - 一七九頁、二〇〇九

第12章　江畑敬介「回復期を迎えた患者とのささやかな営み――「回復を目指す質問票」の試み」『統合失調症のひろば』二巻、一〇八 - 一一三頁、二〇一三

文献一覧

第1章

（1）Ackerknecht, E.H.: Kurze Geschichte der Psychiatrie. Stuttgart, Ferdinand Enke Verlag, 1967（石川清ほか他訳『精神医学小史』医学書院、東京、一九七六）

（2）Beers, W. C.: A Mind That Found Itself. The American Foundation for Mental Hygiene, 1907（江畑敬介訳『わが魂にあうまで』星和書店、東京、一九八〇）

（3）蜂矢英彦「精神障害論試論─精神科リハビリテーションの現場からの一提言」『臨床精神医学』十巻、一六五三-一六六一頁、一九八一

（4）呉秀三、樫田五郎『精神病者の私宅監置ノ実況及び其統計的観察』一九一八（精神医学神経学古典刊行会　復刻版、創造出版、東京、一九七三）

（5）Tseng, W. S., McDermott, J. F.: Culture, Mind and Therapy. An Introduction to Cultural Psychiatry. New York, Brunner/Mazel, 1981（江畑敬介訳『文化と心の臨床』星和書店、東京、一九八四）

第2章

（1）Anthony, W.: Recovery from Mental Illness: The Guiding Vision of the Mental Health System in the 1990's.

In: IAPSRS (ed.) Introduction to Psychiatric Rehabilitation. IAPSRS, Columbia, 1994
（2）Bachrash, L.: The state of the state mental hospital in 1996. Psychiatric Services, 47: 1071-1081, 1996
（3）Lamb, R.: Deinstitutionalization at the beginning of the new millenium. In: Lamb, R., Weinberger, L. E.(ed.) Deinstitutionalization: Promise and Problems. Jossey-Bass, San Francisco, 2001
（4）Leff, J.: The future of community care. In: Leff, J.(ed.) Care in the Community. Illusion or Reality? John Wiley & Sons, Chichester, 1997
（5）Peele, R.: The ethics of deinstitutionalization. In: Bloch, S., Chodoff, P.(ed.) Psychiatric Ethics, 2nd ed. Oxford University Press, Oxford, 1991
（6）Phipps, C. C., Liberman, R. P.: Community support. In: Liberman, R. P.(ed.) Psychiatirc Rehabilitation of Chronic Mental Patients（安西信雄、池淵恵美監訳『実践的精神科リハビリテーション』創造出版、東京、一九九三）
（7）Rapp, C. A.: The Strength Model: Case Management with People Suffering from Severe and Persistent Mental Illness.（江畑敬介監訳『精神障害者のためのケースマージメント』金剛出版、東京、一九八八）
（8）斎藤正彦訳「精神疾患を有する者のための保護及びメンタルヘルスケアのための諸原則」『日精病協誌』十一巻七号、五五 - 六四頁、一九七七
（9）精神保健福祉研究会『我が国の精神保健福祉　平成十六年度版』太陽美術、東京、二〇〇五
（10）Thornicroft, G., Tansella, M.: Components of a modern mental health services: a pragmatic balance of com-

munity and hospital care. British J. Psychiatry, 185: 283-290, 2004
（11）Trieman, N.: Patients who are difficult to manage in the community. In: Leff, J.(ed.) Care in the Community. Illusion or Reality? John Wiley & Sons, Chichester, 1997
（12）Wing, J. K., Brown, G. W.: Institutionalism and Schizophrenia: A comparative study of three mental hospitals 1960-1968. Cambridge University Press, Cambridge, 1970

第3章

（1）Cassel, E. J.: The Healer's Art. A New Approach to the Doctor-Patient Relationship. J. B. Lippincott Company, New York, 1976（大橋秀夫訳『医者と患者—新　新しい治療学のために』新曜社、東京、一九八一）
（2）Cohen-Cole, S. A.: The Medical Interview: The Three-function Approach. Mosby-Year Book,1991（飯島克巳、佐々木将人監訳『メディカルインタビュー—三つの役割軸モデルによるアプローチ』メディカル・サイエンス・インターナショナル、東京、一九九四）
（3）Diagnostic and Statistical Manual of Mental Disorders. Fifth Edition. American Psychiatric Publication, Washington, D.C., 2013
（4）土居健郎『新訂　方法としての面接—臨床家のために』医学書院、東京、一九九二
（5）Feinstein, A. R.: Clinical Judgment. Robert E. Krieger Publishing Company, Huntington, New York, 1967
（6）福島宏器「他人の損失は自分の損失？—共感の神経基盤を探る」開一夫、長谷川寿一編『ソーシャルブレイン

ズ—自己と他者を認知する脳』東京大学出版会、東京、二〇〇九

(7) 原田憲一「症状精神病の症候学への一寄与—「軽い意識混濁」について」『精神経誌』六十九巻、三〇九 - 三二二頁、一九六七

(8) Jaspers, K: Allgemeine Psychopathologie. Fünfte Auflage. Springer-Verlag, Berlin・Heidelberg, 1948（内村祐之、西丸四方、島崎敏樹、岡田敬蔵訳『精神病理学総論　上巻』三二一 - 三三三頁、岩波書店、東京、一九五三）

(9) Jaspers, K: Allgemeine Psychopathologie. Fünfte Auflage. Springer-Verlag, Berlin・Heidelberg, 1948（内村祐之、西丸四方、島崎敏樹、岡田敬蔵訳『精神病理学総論　上巻』八二頁、東京、岩波書店、一九五三）

(10) Jaspers, K: Allgemeine Psychopathologie. Verlag von Julius Springer, Berlin, 1913（西丸四方訳『精神病理学原論』二七頁、みすず書房、東京、一九七一）

(11) Morgan, W. L. Jr., Engel, G. L.: The Clinical Approach to the Patient. W.B. Saunders Co., Philadelphia, 1969

(12) 岡崎祐士「初めて受診した患者」岡崎祐士編『統合失調症の診療学』、一八九頁、中山書店、東京、二〇〇二

(13) Rümke, H. C.: Het kernsymptoom der schizophrenie en het "paecoxgvoel". Nederlandsch Tijdschift voor Geneeskunde, 81ste Jaargang pp.4516-4521, 1941（中井久夫訳「リュムケとプレコックス感」『精神療法』三巻、八一 - 九二頁、一九七七

(14) Schneider, K.: Klinische Psychopathologie. Sechste, Verbesserte Auflage. Georg Thieme Verlag, Stuttgart, 1950（平井静也、鹿子木敏範訳『臨床精神病理学』文光堂、東京、１９５７）

(15) Sullivan, H. S.: Conceptions of Modern Psychiatry. pp.12-13, W. W. Norton & Company, Inc., New York, 1940

（16）Sullivan, H. S.: The Psychiatric Interview. W.W. Norton & Company, Inc., New York, 1970
（17）竹内敏晴『ことばが劈かれるとき』思想の科学社、東京、一九七五
（18）The ICD-10 Classification of Mental and Behavioural Disorders. World Health Organization, 1992（融道男、中根允文、小見山実監訳『ICD-10 精神および行動の障害―臨床記述と診断ガイドライン』医学書院、東京、一九九三）
（19）友永雅巳「目はこころの窓―視線認知の比較認知発達」開一夫、長谷川寿一編『ソーシャルブレインズ―自己と他者を認知する脳』東京大学出版会、東京、二〇〇九
（20）鷲田清一『「聴く」ことの力―臨床哲学試論』阪急コミュニケーションズ、東京、一九九九

第4章

（1）Appelbaum, P. S., Lidz, C. W., Meizel, A.：Informed Consent：Legal Theory and Clinical Practice.1987（杉山弘行訳『インフォームドコンセント―臨床現場での法律と倫理』文光堂、東京、一九九四）
（2）斎藤正彦「精神疾患を有する者の保護及びメンタルヘルスケアの改善のための諸原則」『日精協誌』十一巻、五五 - 六四頁、一九九二
（3）高村裕子「相談活動から考える家族支援」『精神科臨床サービス』五巻、三七五 - 三七八、二〇〇五
（4）高柳功「インフォームドコンセントの歴史と今日的意味」松下正明、高柳功、中根允文、斉藤正彦監修『インフォームド・コンセント　ガイダンス』先端医学社、東京、一九九九

（5）Tasman, A., Riba, M. R., Silk, K. R.：The Doctor-Patient Relationship in Pharmacothery. Guilford Press, New York, 2000（江畑敬介、佐藤洋子訳『薬物療法における医師 - 患者関係』星和書店、東京、二〇〇四）

第5章

（1）Böker, W.: A call for partnership between schizophrenic patients, relatives and professionals. Brit. J. Psychiatry, 161(Suppl. 16): 10-12, 1992

（2）Breier, A., Strauss, J.: Self-control in psychotic disorders. Arch. Gen. Psychiatry, 40: 1141-1145, 1983

（3）Brown, G., Birley, J., Wing, J.: Influence of family life on the course of schizophrenic disorders. Brit. J. Psychiatry, 121:241-258, 1972

（4）Ciompi, L.: The dynamics of complex biological-psychosocial systems. Four fundamental psycho-biological mediators in the long-term evolution of schizophrenia. Brit. J. Psychiatry, 155(Suppl. 5): 15-21, 1989

（5）Deegan, P.: Recovery: The lived experience of rehabilitation. psychosocial rehabilitation Journal, 11: 11-19, 1988

（6）McGlashan, T., Carpenter, W.: Does attitude toward psychosis relate to outcome? Am. J. Psychiatry, 138: 797-801, 1981

（7）大島巌「社会の中の精神障害者・家族とＥＥ研究」『こころの臨床ア・ラ・カルト』十二巻、一三 - 一七頁、一九九三

（8）Soskis ,D., Bower, M.: The schizophrenic experience: A follow-up study of attitude and posthospital adjustment. J. Nerv. Ment. Dis., 149: 443-449, 1969
（9）Strauss, J.: Subjective experience of schizophrenia: Toward a new dynamic psychiatry II. Schizophrenia Bulletin, 15: 179-187, 1987
（10）八木剛平、木下文彦、菊池厚ほか「精神疾患の回復過程における自己回復試行（coping）と薬物体験―分裂病とうつ病に関する予備的研究―」『精神科治療学』五巻、四一七‐四二〇頁、一九九〇

第6章

（1）土居健郎「分裂病と秘密」土居健郎編『分裂病の精神病理 1』一‐一八頁、東京大学出版会、東京、一九七二
（2）Faden, R. R., Beaychamp, T. L.: A history and theory of informed consent. Oxford University Press,1986（酒井忠昭、秦洋一訳『インフォームド・コンセント』三四‐三六頁、みすず書房、東京、一九九四）

第7章

（1）Bogart, T., Solomon, P.: Procedures to share treatment information among mental health providers, consumers and families. Psychiatric Services, 50: 1321-1325, 1999
（2）DiRienzo-Callahan, C.: Family caregivers and confidentiality. Psychiatric Services, 49: 244-245, 1998
（3）江畑敬介、前田雅英、樋田精一「地域ネットワークの形成と守秘義務との関係に関する研究」『精神経誌』

一〇五巻七号、九三三－九五八頁、二〇〇三

（4）江畑敬介、前田雅英、樋田精一ほか「地域ネットワーク形成における個人情報の伝達に関するガイドライン」鈴木二郎主任研究者『平成十二－十四年度厚生労働省科学研究費補助金（総合）研究報告書』一〇九－一一三頁、二〇〇三

（5）Francell, C. G., Conn, V. S., Crag, D. P.: Families' perception burden of care for chronic mentally ill relatives. Hosp. Community Psychiatry, 39 (12) : 1297–1300, 1988

（6）Furlong, M., Legatt, M. : Reconciling the patient's right to confidentiality and family's need to know. Aust. NZ. J. Psychiatry, 31: 614–622, 1996

（7）Joseph, D., Onek, J.: Confidentiality in psychiatry. In: Blochs, S., Chodoff, P. (ed.) Psychiatric Ethics. 2nd ed. Oxford Univ. Press, Oxford, pp.313-340, 1991

（8）Petrila, J. P., Sadoff, R. L.: Confidentiality and the family as caregiver. Hosp. Community Psychiatry, 43 (2) : 136–139, 1992

（9）Szmuckler, G. I., Block, S.: Familv involvement in the case of people with psychoses. Br. J. Psychiatry, 171: 401–405, 1997

（10）高田利廣「日常診療と守秘義務」『保険診療』四十七巻、五一－五六頁、一九九二

（11）Wing, J.: Ethics and psychiatric research. In: Blochs, S., Chodoff, P.(ed.) Psychiatric Ethics. 2nd ed. Oxford Univ. Press, Oxford, pp.423–434, 1991

(12) 米澤敏雄「秘密ヲ侵ス罪」大塚仁、川上和雄、佐藤文哉編『大コンメンタール刑法』青林書院、東京、一九九〇

第8章

(1) American Psychiatric Association : Model law on confidentiality of health and social service records. Am. J. Psychiatry, 136: 138-147, 1979

(2) Appelbaum, P. S., Kapen, G., Walters, B. et al.: Confidentiality: An empirical test of the utilitarian perspective. Bull. Am. Acad. Psychiatr. Law, 12: 109-116, 1984

(3) Department of Health and Human Services : Standards for Privacy of Individually Identifiable Health Information. 2001

(4) 江畑敬介，前田雅英、樋田精一、村上雅昭、中谷真樹、小田潤「地域ネットワークの形成と守秘義務との関係に関する研究」『精神経誌』一〇五巻、九三三 - 九五八頁、二〇〇三

(5) 江畑敬介、前田雅英、樋田精一、村上雅昭、中谷真樹、小田潤「地域ネットワークの形成における個人情報伝達に関するガイドライン試案」『平成十二〜十四年度　こころの健康科学研究事業「精神医学における倫理的・社会的問題に関する研究」報告書』一〇九 - 一一一頁、二〇〇三

(6) Petrila, J. P.: 私信、二〇〇二

(7) Petrila, J. P., Sadoff, R. L.: Confidentiality and the family as caregivers. Hosp. Com. Psychiatry, 43: 136-139,

1992

（8）Shlensky, R.: Informed consent and confidentiality: Proposed new approaches in Illinois. Am. J. Psychiatry, 134: 1416-1418, 1977

（9）高田利廣「日常診療と守秘義務」『保険診療』四十七巻、五一‐五六頁、一九九二

（10）Wing, J.: Ethics and psychiatric research. In Bloch, S. Chodoff, P. (ed.) Psychiatric Ethics. 2nd ed. Oxford University Press, Oxford, pp.423-434, 1991

（11）米澤敏雄「秘密ヲ侵ス罪」大塚仁、川上和雄、佐藤文哉編『大コンメンタール刑法』青林書院、東京、三〇二‐三〇七頁、一九九〇

第9章

（1）Ciompi, L.:The dynamics of complex biological-psychosocial systems. Four fundamental psycho-biological mediators in the long-term evolution of schizophrenia. Br. J. Psychiatry, 155 (Suppl.5) : 15-21, 1989

（2）Friedhoff, A., Simkowitz, P.: A New Conception of the Relationship Between Psychological Coping Mechanisms and Biological Stress Buffering Systems. Br. J. Psychiatry, 154 (Suppl.4) 61-66, 1989

（3）Haracz, J. L.: Neural plasticity in schizophrenia. Schizophr. Bull, 11: 191-229, 1985

（4）石郷岡純「精神分裂病治療における薬物療法とリハビリテーションの統合」『精リハ誌』第二巻、一三三‐一四〇頁、一九九九

（5）James, W.: The Principles of Psychology. Henry Holt & Co., New York, 1890（今田寛訳『心理学』岩波文庫、一九九二）

（6）Koch, J., Hinze-Selch, D., Stingele, K. et al.: Changes in CREB phosphorylation and BDNF plasma levels during psychotherapy of depression. psychother. Psychosom., 78: 187–192, 2009

（7）Liberman, R. P.: Coping with chronic mental disorders: A framework for hope. In: Liberman, R.P. (ed.) Psychiatric Rehabilitation of Chronic Mental Patients. American Psychiatric Press, Washington, D.C., p.10, 1988

（8）Matsumoto, M., Tachibana, K., Togashi, H. et al.: Chronic treatment with milnacipran reverses the impairment of synaptic plasticity induced by conditioned fear stress. Psychopharmacology, 179: 606–612, 2005

（9）Spennato, G., Zerbib, C., Mondadori, C. et al.: Fluoxetine protects hippocampal plasticity during conditioned fear stress and prevents fear learning potentiation. Psychopharmacology, 196: 583–589, 2008

（10）Stewart, C. A., Reid, I. C.: Repeated ECS and fluoxetine administration have equivalent effects on hippocampal synaptic plasticity. Psychopharmacology, 148: 207–213, 2000

（11）Strauss, J.: What does rehabilitation accomplish? Schizophr. Bull., 12: 720–723, 1986

（12）Wing, J. K., Morris, B.: Handbook of Psychiatric Rehabilitation Practice. Oxford University Press, Oxford, 1981

（13）八木剛平『精神分裂病の薬物治療学――ネオヒポクラティズムの提唱』金剛出版、東京、一九九三

第10章

（1）Jibson, D. M.: Transference and countertransference. In: Tasman, A. et al. (ed.) The Doctor–Patient Relationship in Pharmacotherapy. Guilford Press, New York, 2000（江畑敬介、佐藤洋子訳『薬物療法における医師 - 患者関係』星和書店、東京、二〇〇四）

（2）Metzl, J.: Forming an effective therapeutic alliance. In: Tasman, A. et al. (ed.) The Doctor–Patient Relationship in Pharmacotherapy. Guilford Press, New York, 2000（江畑敬介、佐藤洋子訳『薬物療法における医師 - 患者関係』星和書店、東京、二〇〇四）

（3）Zisook, S., Hammond, R., Jaffe, K. et al.: Outpatient requests, initial sessions and attrition. International Journal of Psychiatry and medicine, 9: 339-350, 1978-79

第11章

（1）Anthony, W., Cohen, M., Farkas, M.: Psychiatric Rehabilitation. Boston University Press, Boston, 1990

（2）蜂矢英彦「精神障害論試論—精神科リハビリテーションの現場からの一提言」『臨床精神医学』第十巻、一六五三 - 一六六一頁、一九八一

（3）岩田太郎「精神分裂病の作業療法」秋元波留夫、冨岡詔子編著『新作業療法の源流』三輪書店、東京、一九九一

（4）Jaspers, K.（内村祐之ほか訳）『精神病理学総論』岩波書店、一九五三

（5）菅修「作業療法の奏効機転」秋元波留夫、冨岡詔子編著『新作業療法の源流』三輪書店、東京、一九九一
（6）Kraepelin, E.（西丸四方訳）『精神分裂病』みすず書房、東京、一九八六
（7）呉秀三「移導療法」秋元波留夫、冨岡詔子編著『新作業療法の源流』、三輪書店、東京、一九九一
（8）Leitner, L., Dragsow, J.: Battling recidivism. Journal of Rehabilitation, July/August, 29-31, 1972
（9）Liberman, R. P.: Recovery from Disability. American Psychiatric Association, Washington, D.C., 2008
（10）Marrone, J., Golowka, E.: If work makes people with mental illness sick, what do unemployment, poverty, and social isolation cause? Psychiatric Rehabilitation Journal, 23 (2): 187-193, 1999
（11）Meyer, A.: The philosophy of occupational therapy. Archives of Occup. Ther., 1: 1-10, 1922
（12）Pinel, P.（影山任佐訳）『精神病に関する医学＝哲学論』中央洋書出版部、東京、一九九〇

第12章

（1）Ciomp, L.: The dynamics of complex biological-psychosocial systems. Four fundamental psycho-biological mediators in the long-term evolution of schizophrenia. Brit. J. Psychiatry, 155 (Suppl. 5): 15-21, 1989
（2）Deegan, P. E.: Recovery: The lived experience of rehabilitation. Psychosocial Rehabilitation Journal, 11: 11-19, 1988
（3）Mcglashan, T. H. et al.: Does attitude toward psychosis relate to outcome? Am. J. Psychiatry, 138: 797-801, 1981

（4）Soskis, D. A., et al.: The schizophrenic experience: A follow-up study of attitude and posthospital adjustment. J. Nerv. Ment. Dis., 149: 443-449, 1969
（5）八木剛平、木下文彦、菊池厚、ほか「精神疾患の回復過程における自己回復試行（coping）と薬物体験—分裂病とうつ病に関する予備的研究—」『精神科治療学』第五巻、四一七‐四二〇頁、一九九〇

第13章

（1）Amador, X.: I Am Not Sick, I D'ont Need Help! Vida Press, New York, 2000（江畑敬介、佐藤美奈子訳『私は病気ではない—治療を拒む心病める人たち』星和書店、東京、二〇〇四）
（2）Amador, X. F., Strauss, D. H., Yale, S. A., Gorman, J. M.: Awareness of illness in schizophrenia. Schizophrenia Bulletin, 17: 113-132, 1991
（3）Stone, A. A.: Psychiatric abuse and legal reform. Two ways to make a bad situation worse, Int. J. Law. Psychiatry, 5: 9-28, 1982
（4）Stuss, D. T., Benson, D. F.: The Frontal Lobes. Raven Press, New York, 1986
（5）Torrey, E. F.: Surviving Schizophrenia. A Manual for Families, Consumers and Providers. Third Edition. Harper Collins Publishers, Inc., New York , 1995（南光進一郎、武井教使、中井和代監訳『分裂病がわかる本—私たちはなにができるか—』日本評論社、東京、一九九七）
（6）Torrey, E. F.: Out of Shadows. Confronting America's Mental Illness Crisis. John Wiley & Sons, Inc., New

Jersey, 1997
（7）Treffert, D. A.: Dying with their right on. Am. J. Psychiatry, 130: 1041, 1973

著　者

江畑クリニック院長
医学博士　江畑敬介（えばた　けいすけ）

1965年　金沢大学医学部卒業
1970年　金沢大学大学院修了
1971～1974年　富山県立中央病院神経科医員
1974～1977年　米国にて精神科臨床研修医修了
1977～1983年　東京都精神医学総合研究所社会精神医学研究員
1983～1989年　東京都立松沢病院精神科医長
1989～1996年　同　部長
1996～2001年　東京都立中部総合精神保健福祉センター所長
2001年以降　江畑クリニック院長

〈所属学会及び学会役員等〉
日本精神神経学会　精神科専門医
アメリカ精神医学会　国際役員
日本精神衛生会　評議員
日本精神障害者リハビリテーション学会　名誉会長

〈主な著訳書〉
「わが魂にあうまで」（訳）　星和書店，1980
「文化と心の臨床」（共訳）　星和書店，1984
「救急精神医療」（共著）　医学書院，1988
「分裂病の病院リハビリテーション」（共編）　医学書院，1995
「移住と適応」（共編）　日本評論社，1996
「心の健康と文化」（著）　星和書店，2003
「脱入院化時代の地域リハビリテーション」（著）　星和書店，2003
「薬物療法における医師―患者関係」（共訳）　星和書店，2004
「私は病気ではない」（共訳）　星和書店，2004

外来精神医療，いま何が求められているのか
説明と同意に基づく納得診療の実際

2015年9月16日　初版第1刷発行

著　者　江畑敬介
発行者　石澤雄司
発行所　株式会社星和書店
〒168-0074　東京都杉並区上高井戸1-2-5
電話　03（3329）0031（営業部）／03（3329）0033（編集部）
FAX　03（5374）7186（営業部）／03（5374）7185（編集部）
http://www.seiwa-pb.co.jp

　ISBN978-4-7911-0911-1

わが魂にあうまで

クリフォード・W・ビーアズ 著
江畑敬介 訳
四六判　288p　2,400円

本書は，アメリカ精神衛生運動の創始者クリフォード・W・ビーアズによる『A Mind That Found Itself』(第36刷，1965年)の邦訳である。同書は，本文中にあるように，ビーアズ自身の前後4回，計3年間におよぶ精神病院での残虐で悲惨な入院生活を原体験として，精神障害者の介護と治療を改善し，精神疾患をできるだけ予防する運動を開始するために書かれたものである。その意味で，同書はアメリカ精神衛生運動の歴史的原点となったのである。初版は1908年3月であり，その当時から，一身上の秘密を公開して精神衛生運動の必要を説いたビーアズの勇気と情熱のためばかりではなく，その語りかけるような美しい文体によって，古典の一つになることを約束されたのであった。その後，再版を繰り返して現在に至っている。